JN123058

Quick Reference
フローチャートがん緩和薬物療法

シリーズ監修
新見正則
（新見正則医院 院長）

著者
棚田大輔
（兵庫医科大学病院
　緩和ケアセンター副センター長）

株式
会社 **新興医学出版社**

Quick Reference Handbook and Flow Charts for Palliative Medicine

Daisuke Tanada, MD

© First edition, 2021 published by
SHINKOH IGAKU SHUPPAN CO. LTD., TOKYO.
Printed & bound in Japan

はじめに

　新見正則先生とご縁をいただき『フローチャートいたみ漢方薬』を共著で出版し，ペインクリニック領域と緩和医療領域の漢方薬の使い方を書かせていただきました．その後，緩和医療領域の薬物療法について「新規オピオイドや鎮痛補助薬が増えてきていることからその使い分けがいまいちよくわからないのでその解説書を出してもらえると助かる」というご意見をいただきました．

　確かにオピオイドも鎮痛補助薬も種類が増え，便秘薬に関しても近年作用機序の異なったものが使用できるようになっています．睡眠薬やせん妄の薬剤についても精神科の先生でなければなかなか使い分けが難しいのが現状です．これらを含め，緩和医療領域の薬物療法について困った時にパッと見てある程度の対応ができるような本として本書を利用していただければ幸いです．

　構成としては，最初に少し概要を，その次に「がん緩和領域頻用処方解説」「フローチャート」の構成となっています．使用方法としては頻用処方解説をざっと読んでいただいてからフローチャート部分を読むとよりわかりやすいかと思いますが，どちらから読んでいただいても結構です．

　緩和医療領域の症状緩和に用いられる薬剤は各種ガイドラインに載っている場合も適応外使用であることも多く，本書においても適応外使用になる薬剤も記載しております．使用される場合は各人のご判断のもと使用をご検討いただくようにお願いいたします．

2021 年 1 月　棚田大輔

目　次

がん緩和医療とがん性疼痛

がん緩和領域頻用処方解説

がんの痛み

身体症状

副作用

精神症状

コ ラ ム

本書のご利用にあたって

・本書は保険適用薬を記載しています.

・前半の解説部分では一般名と商品名を併記,後半のフロー
チャート部分では著者が頻用している商品名で記載してい
ます.

・本書で記載されている漢方エキス製剤の番号は株式会社ツ
ムラの製品番号に準じています. 番号や用法・用量は販売
会社により異なる場合がございますので, 必ずご確認くだ
さい.

・「はじめに」でも触れておりますが,緩和医療領域の症状緩
和に用いられる薬剤は各種ガイドラインに載っている場合
も適応外使用であることも多く,本書においても適応外使
用になる薬剤を記載しております. また,薬剤の用法・用
量においても筆者の実処方に沿って添付文書とは異なる記
載になっている部分もありますので使用される際には各人
にてご確認・ご判断のもとご使用ください.

　本書における薬名,用法・用量,治療法などに関する記
載は,著者および出版社にて正確であるよう最善の努力を
しておりますが,医学の進歩や情報の更新により記載内容
が必ずしも完全でない場合もございます. その点を十分に
ご理解いただき本書をご利用する際にはご注意ください
ますようお願い申し上げます.

がん緩和医療とは

　最初にがん緩和医療について少し述べたいと思います．以前は緩和医療といえば，「緩和ケア病棟・ホスピス」「ターミナルケア」のイメージが強く，抗がん治療ができなくなった後に，せめて少しでも痛みをはじめとする諸症状を緩和できればというような位置付けでありました．しかし，現在では「診断された時からの緩和医療」という「緩和医療」を「抗がん治療」と並行して行い，がんに伴う諸症状を早期から緩和することで「抗がん治療」を長く続けることができ，結果として「生命予後」も延長する，つまり長生きできることがわかってきています．痛みをはじめとするがん患者さんが感じるさまざまな苦痛はストレスとなりストレスは免疫力を下げるので，これらの苦痛を緩和することは少しでも免疫力が下がらないようにする「守りの抗がん治療」ともいえます．

88002-884 JCOPY

がん性疼痛とは

　それではまずは一番よく遭遇する「がん性疼痛」について
みていきたいと思います.

　がんの痛みは「がん自体による痛み」「がんに関連する痛
み」「がん治療による痛み」「がんとは無関係の痛み」の大き
く4つに分けられます. **いわゆる「がん性疼痛」とは「がん
自体による痛み」のことを指します**. よくがん性疼痛に対し
てはオピオイドを制限なく増量するものだとして「がん性疼
痛」ではない他の3種類のがんの痛みに対しても誤ってオピ
オイドを乱用されているケースも見受けられます. これら**他
の3種類のがんの痛みに対しては,「慢性疼痛ガイドライン」
に沿った治療を行うべき**です.

1.「がん自体による痛み」には骨への腫瘍浸潤（椎体転移,
頭骨底転移, その他の骨侵襲）, 神経・神経叢・脊髄への腫瘍
侵襲, 内臓への腫瘍侵襲, その他の腫瘍侵襲形態（血管への
腫瘍侵襲など）などがあります.
2.「がんに関連する痛み」には傍腫瘍性症候群（腫瘍との自
己免疫反応のため, 神経系に対する抗体が産生され, 神経・
筋症状を呈する）や衰弱, 便秘, 褥瘡, 直腸・膀胱けいれん,
胃膨張, 局所の関連痛などが挙げられます.
3.「がん治療による痛み」としては, 手術後疼痛症候群（開
胸術後, 根治的頸部術後, 乳房切除術後, 四肢切断後など）,
化学療法後疼痛症候群（末梢神経障害, 無菌性骨壊死, 粘膜
炎など）, 放射線治療後疼痛症候群〔放射線線維症（腕神経
叢, 腰仙骨神経叢）, 放射線脊髄炎, 有痛性末梢神経鞘腫〕な
どが挙げられます.
4.「がんとは無関係の痛み」としては関節炎, 骨粗鬆症, 筋
痛症（線維筋痛症）, 筋・筋膜痛症候群などが挙げられます.

●表　痛みの分類と特徴

	侵害受容性疼痛		神経障害性疼痛
	体性痛	内臓痛	
原因	腫瘍による組織への機械的刺激	臓器被膜の伸展管腔の拡張・牽引	腫瘍による神経・脊髄への圧迫・浸潤
痛みの部位	骨，筋肉，皮膚，胸膜，腹膜	内臓，消化器	神経，脊髄
痛みの範囲	ピンポイントで限局的 いわゆる点の痛み	広範囲 いわゆる面の痛み	神経の支配領域
痛みの特徴と随伴症状	動かすと痛みが増強 圧痛がある	悪心・嘔吐・発汗などを伴うことがある	感覚鈍麻，感覚過敏，運動麻痺を伴うことがある
治療	鎮痛薬が有効 体動時痛には鎮痛薬以外の治療が必要なことも多い	鎮痛薬（特にオピオイド）が有効	鎮痛補助薬の併用が必要なことが多い
痛みの表現	うずくような，ズキズキ，ヒリヒリ，鋭い痛み	重だるい痛み，鈍痛，ズーンとした押されるような痛み	ジンジン・ビリビリ痺れ痛み，電撃痛，灼熱痛

鎮痛薬使用時の基本原則

WHO 方式の鎮痛薬使用の 4 原則
（以前は 5 原則でしたが by the ladder が消えました）

鎮痛薬使用の 4 原則

①by mouth（経口投与を基本に）

　まずは経口投与で調整し安定したら貼付剤も考慮.

②by the clock（投与時間を決めて規則正しい投与）

　定時投与により薬剤の血中濃度を安定させる.

③for the individual（患者にあわせて個別な量調節）

　痛みの閾値，痛みの感作には個人差があり，鎮痛薬の
　必要量はまちまちである.

④attention to detail（細やかな配慮を）

　至適投与量でも出現する副作用対策を十分に行う. 痛
　みの状態をしっかり評価し早期に有効薬物・投与量を
　見つけていく.

がん性疼痛の治療目標

第 1 目標　痛みによる睡眠障害をなくす

　　　　　睡眠障害は痛みの増強因子であり，精神症状誘発
　　　　　因子でもあり，免疫力の低下にも繋がることから
　　　　　まずは寝られるくらいの痛みまで早急に緩和しま
　　　　　す.

第 2 目標　持続的な安静時痛を可能な限り抑制する

　　　　　持続的安静時痛を放置すると不動から拘縮・筋力
　　　　　低下が進み急速な ADL 低下を招きます.

第3目標　体動時痛の抑制

体動時痛は多くの場合，安静時痛よりも強力であり，鎮痛補助薬，神経ブロック療法などを必要とすることも多いですが，すべての痛みを取ることは困難なことも多いです．骨転移の体動時痛に関しては痛みが取れることで過剰に動けるようになっても椎体の圧壊を招く危険もあることから鎮痛度合いの調整が難しいです．

痛みの数値的評価方法

痛みの数値化は疼痛コントロールの評価を行う際に非常に重要です．以下に頻用されている数値化ツールを示します．

痛みなし　　　　　　　　　　　　　　　　　　　　　　最悪の痛み

「左端：痛みなし」から「右端：最悪の痛み」を両端とする 100 mm の水平な直線で，患者自身の痛みのレベルに印をつけてもらい，0 mm からの長さを測定します．

●図　VAS（Visual Analog Scale：視覚アナログスケール）

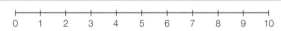

0　1　2　3　4　5　6　7　8　9　10

「0：痛みなし」から「10：最悪な痛み」を両端として，直線を 0 から 10 までの 11 段階に区切り，患者自身の痛みのレベルの数字に印をつけてもらいます．

●図　NRS（Numerical Rating Scale：数字評価スケール）

WHO 式 3 段階がん性疼痛除痛ラダー

　がん性疼痛に対する薬物療法について一番有名なものは
WHO 式 3 段階がん性疼痛除痛ラダーで下記の 3 段階に集約
されます.

WHO 式 3 段階がん性疼痛除痛ラダー

第 1 段階：非オピオイド鎮痛薬 ± 鎮痛補助薬
第 2 段階：弱オピオイド ± 鎮痛補助薬
第 3 段階：強オピオイド ± 鎮痛補助薬

　いずれの段階でも ± 鎮痛補助薬となっているのが重要な点
です.

　3大抗がん治療といえば，手術療法，化学療法（いわゆる抗がん剤），放射線療法となります．前著（『フローチャートいたみ漢方薬』）でも少し書きましたが，漢方薬のなかにも免疫系を活性化させることにより抗がん作用が期待できるものがあります．十全大補湯❹❽はマクロファージと T cell を介して抗腫瘍効果を示し，補中益気湯❹❶は NK 細胞を介して抗腫瘍効果を示す可能性が示唆されています．人参養栄湯❶⓿❸は肺がんや肺転移・縦隔転移など横隔膜より上の腫瘍に対して抗腫瘍効果を示すことが示唆されています．これらは漢方薬のなかでは 3 大補剤と呼ばれ，がんなどの消耗性疾患や加齢によって気力・体力が低下した患者に有効な漢方薬群です．補剤の作用は，消化吸収機能を改善して栄養状態を回復させ，同時に免疫系を賦活することにより，間接的に病原（がんや病原体）を体内から排除すると言われています．いわゆる守りの治療で，抗がん治療（手術や抗がん剤など）と併用することで QOL，予後の改善に寄与する可能性があります．最近ではカイジ（ファイア）という生薬（日本では健康食品として売られている）を化学療法に併用するとよりよい結果になると GUT（消化器病学の主要な国際的ジャーナル）などの有名雑誌にも掲載されてきており非常に期待が高まっています．

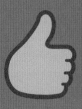

がん緩和領域
頻用処方解説

まずはがん緩和医療で一番使うといってもよい
各種鎮痛薬の特徴をみていきましょう！

非オピオイド鎮痛薬

　非オピオイド鎮痛薬は大きく分けてアセトアミノフェンと NSAIDs（非ステロイド性抗炎症薬）があります．いずれも天井効果（有効限界ともいう）があり，ある程度の量以上投与量を増やしても鎮痛効果が頭打ちになります．

アセトアミノフェン

商品名	カロナール，コカール，アセリオ

　アセトアミノフェンには鎮痛・解熱作用がありますが，抗炎症作用はほとんどありません．作用機序ははっきりしていませんが，中枢性 COX 阻害に加えてカンナビノイド受容体やセロトニンを介した下行性抑制系の賦活化が現在考えられています．
　副作用は少ない薬剤ですが，用量依存性に肝機能障害を起こすことがあるので注意が必要です．

NSAIDs

　作用機序はアラキドン酸カスケードのシクロオキシゲナーゼ（COX）を阻害することで，プロスタグランジン類の合成を抑制します．プロスタグランジンのなかでも，特にプロスタグランジン E_2（PGE_2）は起炎物質・発痛増強物質です．NSAIDs は主に PGE_2 の合成抑制によって鎮痛・解熱・抗炎症作用を発揮します．気をつけるべき副作用としては，腎機能障害・胃腸障害・血小板機能抑制が有名です．

88002-884 JCOPY

NSAIDs のうち頻用されるもの

ロキソプロフェン（ロキソニン）
ジクロフェナク（ボルタレン）
セレコキシブ（セレコックス）
フルルビプロフェン：静注 NSAIDs（ロピオン）

オピオイド性鎮痛薬とその特徴

オピオイドとは

　ケシから採取されたアヘン（opium）類縁の麻薬性鎮痛薬やその関連合成鎮痛薬などのアルカロイドおよびモルヒネ様活性を有する内因性または合成ペプチド類の総称です．作用点は μ・δ・κ 受容体が知られており，オピオイドにより各受容体への親和性は異なります．

マルチアクションオピオイド

　オピオイドのうち，オピオイド受容体以外にもノルアドレナリン受容体やセロトニン受容体，NMDA 受容体などに対しても作用し単剤で複数の作用機序で鎮痛効果を発揮するものをマルチアクションオピオイドと言います．複数の作用機序も持つため，各々の作用活性は低くても相乗効果で高い鎮痛効果をもたらすことから副作用が少なくなるといったメリットがあります．マルチアクションオピオイドとしてはトラマール，タペンタ，メサペインが挙げられます．

トラマドール

商品名	トラマール，ワントラム，トラムセット

代表的弱オピオイド！　オピオイドの導入に最適！

　弱い μ オピオイド受容体への作用と弱い SNRI 作用を併せ持つマルチアクションオピオイドでその相乗効果で副作用が少なく中程度の鎮痛効果を認める使い勝手のよい薬剤です．強オピオイドに対する拒否感を示す患者さんにも比較的受け入れられやすい薬剤．薬価も他のオピオイドと比べると安価

88002-884 JCOPY

なところも利点です．トラマールは 25 mg と 50 mg の製剤があり がん性疼痛・慢性疼痛に使用できます．トラマールは 1 日 1 回製剤で 100 mg の製剤があり がん性疼痛・慢性疼痛に使用できます．トラムセットは慢性疼痛のみの適応ですが，実際にはがん性疼痛に対しても 37.5 mg の製剤として使用されていることが多いです．天井効果があります．

痛薬とその特徴
オピオイド性鎮

●表 トラマドール製剤

商品名	製剤	適応	特徴
トラマール	25 mg, 50 mg	がん性疼痛・慢性疼痛	1 日 4 回製剤
ワントラム	100 mg	がん性疼痛・慢性疼痛	1 日 1 回製剤
トラムセット	37.5 mg	慢性疼痛	アセトアミノフェンとの合剤で立ち上がりが早い

コデイン

商品名	コデインリン酸塩散 1%, コデインリン酸塩錠 10%

鎮痛薬よりも鎮咳薬としてのほうが有用！

コデインも弱オピオイドに分類される薬剤で，鎮痛薬としても用いられますが，鎮咳薬として用いることのほうが多い薬剤です．散剤は市販の感冒薬にも鎮咳薬として配合されていることの多い成分で麻薬処方箋は必要ないですが，錠剤は麻薬処方箋が必要になります．天井効果があります．

モルヒネ

商品名 MS コンチン，オプソ，アンペックなど

古からの代表的なオピオイド，困った時にはやはりこれ！

　徐放製剤である MS コンチンが1989 年に，アンペック座薬が 1991 年に発売され長らくがん性疼痛治療薬の雄として君臨していました．速放製剤オプソが2003年に発売されさらに利便性が増しました．オキシコドンが発売されてから使用は減ってきていますが，徐放製剤・速放製剤・座薬・注射薬と投与経路が豊富なことから今でも幅広く使用されています．

オキシコドン

商品名 オキシコンチン，オキノーム，オキファスト

一番使用されている基本の内服オピオイド！

　徐放製剤であるオキシコンチンが2003年，速放製剤であるオキノームが 2007 年に，注射製剤であるオキファストが2012 年に発売され，便秘・嘔気・眠気などの副作用がモルヒネよりはやや少ないことと，腎機能低下症例でもモルヒネよりは使用しやすいことから現在では内服のオピオイドのなかで一番使用されている薬剤となっています．

フェンタニル

商品名 フェントステープ，デュロテップパッチ，アプストラルなど

飲めなくても大丈夫！　貼って使える非常に便利なオピオイド！

　フェンタニルは経皮的に吸収できる唯一のオピオイドです．3 日製剤であるデュロテップパッチが 2002 年に発売され，内服不可能な患者さんにとって経皮吸収の貼付剤という新たな投与方法が可能となり非常に利便性が向上しました．

2010 年に 1 日製剤であるフェントステープが発売され，より血中濃度が安定するようになりました．2013 年に舌下吸収のレスキュー製剤としてアブストラルが発売され，これも内服不可能な患者さんのレスキュー製剤として新たな投与方法が追加されたことになります．

　フェンタニルは低用量では便秘を起こしにくいです．フェンタニルは鎮痛効力が大きいのですが，内服すると腸管から吸収された直後の肝臓通過ですべてが分解されて鎮痛効力を失ってしまうのでアブストラル舌下錠は内服すると無効となります．フェンタニルは早い時期に鎮痛耐性が現れる場合があることからオピオイドは天井効果がないといって闇雲に増量を続けるよりはフェントス 4 mg（経口オキシコンチン換算 80 mg）以上になっても効果不十分なら内服オピオイドにスイッチするほうがよいでしょう．安全域が狭いことから副作用に注意しながら慎重に増量する必要があります．経皮吸収は個人差があり実際の血中濃度には幅があることは知っておいたほうがよいでしょう．高熱時は吸収が早まり血中濃度が高くなる傾向があります．

メサドン

商品名	メサペイン

4 段階目のオピオイド的存在！　適応あれば早めに導入を！

　2013 年に発売された強オピオイドで，モルヒネ，オキシコドン，フェンタニルで疼痛緩和不十分な場合に使用できます．経口モルヒネ量 60 mg/日以上のオピオイド鎮痛剤からの切り替えが可能．WHO 式 3 段階除痛ラダーにおいては 3 段階目に位置していますが，実際的には 4 段階目の位置付け的なオピオイドです．強い μ オピオイド受容体親和性と NMDA 受容体親和性を併せ持つマルチアクションオピオイドで神経障害性疼痛の要素を併せ持つようながん性疼痛に対

しても有効となります．メサペインは処方するのに e-learning が必要です．

タペンタドール

商品名	タペンタ

消化管系副作用の少ない内服オピオイド！　強オピオイドの導入に最適！

　2014 年に発売された強オピオイドで，トラマドールの改良版的な薬剤．トラマドールの μ オピオイド受容体親和性を強化，NA 再取り込み阻害作用を強化，5HT 再取り込み阻害作用を減弱化するように設計された新しい合成オピオイド．μ オピオイド受容体親和性と NA 再取り込み阻害作用を併せ持つマルチアクションオピオイドで神経障害性疼痛の要素を併せ持つようながん性疼痛に対しても有効．便秘や嘔気嘔吐などの消化器系副作用は少ないです．錠剤が大きいのが玉に傷ではあります．

> ＊鎮痛効果・神経障害性痛に対する効果
> 　トラマドール＜タペンタドール≦オキシコドン
> ＊消化器系副作用
> 　タペンタドール＜トラマドール，オキシコドン

ヒドロモルフォン

商品名	ナルサス，ナルラピド，ナルベイン

腎機能低下症例でも比較的使いやすいモルヒネ的オピオイド！

　2017 年に徐放製剤であるナルサスと速放製剤であるナルラピドが発売され，注射製剤であるナルベインが2018年に発売されました．モルヒネと作用はほぼ同等の強オピオイドですが，モルヒネと比べると腎機能障害の症例にも比較的使用

88002-884　JCOPY

しやすい点が1番の長所. 徐放性であるナルサスは最小量が2 mgと経口モルヒネ換算で10 mgの1日1回製剤であることから少量のオピオイドを使用したい場合にも適しています.

ブプレノルフィン

商品名 レペタン坐剤, レペタン注, ノルスパンテープ

なぜかこれだけが効く症例も！

ブプレノルフィンはμオピオイド受容体に対して作動薬として作用し, κオピオイド受容体に対しては拮抗作用を示す麻薬拮抗性鎮痛薬（オピオイド作動薬が存在しない状態では作動薬として作用しますが, オピオイド作動薬が存在する状態では拮抗薬として作用する薬剤）です. ブプレノルフィンは, μオピオイド受容体に対する親和性がモルヒネよりも強いため, 大量にモルヒネを投与している患者にブプレノルフィンを投与すると, μオピオイド受容体に結合できるモルヒネと競合するために, 総合的に鎮痛効果が弱まる可能性があります. 他のオピオイドで効果がない時にも効果を示すことがあるユニークな鎮痛薬です. ノルスパンテープは適応症が変形性関節症および腰痛症に伴う慢性疼痛であることからがん性疼痛の適応はありませんが, 圧迫骨折などで腰痛が慢性化した時は一つの選択肢となります. ノルスパンテープは処方するのに e-learning が必要となります.

ペンタゾシン

商品名 ソセゴン, ペンタジン

術後や緊急的な鎮痛に使用されること多し！

ペンタゾシンはκオピオイド受容体に対して作動薬として作用し, μオピオイド受容体に対しては拮抗薬もしくは部分作動薬として作用することから, モルヒネを長期間投与され

ている患者に対して，ペンタゾシンを投与すると μ オピオイ
ド受容体拮抗作用により離脱症候や鎮痛効果低下を引き起こ
す可能性があります．

オピオイドの変更方法

オピオイドスイッチング

　あるオピオイドを用いた疼痛コントロール中に下記①～④のような不具合が生じた際，**より良好な疼痛コントロール状態を得るために他のオピオイドに切り替えること**を，オピオイドスイッチングといいます．

①オピオイドによって出現する副作用（悪心・嘔吐・便秘・眠気・せん妄など）のコントロールが困難になる場合．

②モルヒネ使用中に腎機能低下が進行し，代謝産物の蓄積による副作用（眠気・呼吸抑制）が危惧される場合．

③疼痛部位に一致した腫瘍の明らかな増大がないにもかかわらず，オピオイドの必要量が急速に増大する場合（耐性の出現）．

④オピオイドの増量に対する鎮痛効果が極めて不良である場合（オピオイド抵抗性痛がほとんど）．

オピオイドスイッチングの方法

①まずオピオイド等価換算表（一般的な目安）に従い，新規オピオイド量を計算します．現在のオピオイドの投与が比較的大量である場合は，1度に変更せず2～3回に分けて置き換えを行ったほうが安全です．

②鎮痛効果の発現時間，最大効果の時間，持続時間を考慮して，新しいオピオイドの投与開始時間を決定します．

●表　オピオイドスイッチングのタイミング

変更前		変更後	タイミング
1日2〜3回 徐放内服薬	→	貼付剤	徐放内服薬の最終投与と同時に貼付
1日2〜3回 徐放内服薬	→	持続注射	徐放内服薬の最終投与と同時に持続注射を開始
1日1回 徐放内服薬	→	貼付剤	徐放内服薬の最終投与12時間後に貼付
1日1回 徐放内服薬	→	持続注射	徐放内服薬の投与時刻に持続注射を開始
持続注射	→	1日1 or 2〜3回 徐放内服薬	持続注射の中止と同時に徐放内服薬を開始
持続注射	→	貼付剤	貼付後6〜12時間後まで持続注射を併用
持続注射	→	持続注射	先行持続注射の中止と同時に新規持続注射を開始
貼付剤	→	1日1 or 2〜3回 徐放内服薬	貼付薬剥離の6〜12時間後に徐放内服薬開始
貼付剤	→	持続注射	貼付薬剥離の6〜12時間後に持続注射開始

88002-884 JCOPY

オピオイド等価換算

基本的に下記が等価であることを覚えておけばほぼ大丈夫です.

> フェントス 1 mg ＝ オキシコンチン 20 mg
> ＝ MS コンチン 30 mg ＝ タペンタ 100 mg
> ＝ トラマール 150 mg ＝ ナルサス 6 mg

参考までに当院緩和ケアチーム作成のオピオイド等価換算表を示しておきます.

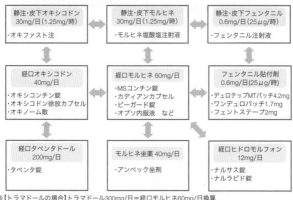

※【トラマドールの場合】トラマドール300mg/日=経口モルヒネ60mg/日換算
　静注・皮下ヒドロモルフォン（ナルベイン注）に関しては、次ページ参照

●図　各オピオイド製剤の換算の目安
（兵庫医科大学緩和ケアセンター作成）

●表　ナルベイン注と他オピオイド製剤との換算の目安

a：経口ヒドロモルフォン製剤（ナルサス錠，ナルラピド錠）との換算の目安

換算比　ナルベイン注：経口ヒドロモルフォン製剤＝1：5

ナルベイン注1日投与量	経口ヒドロモルフォン製剤1日投与量
0.4 mg	2 mg
1.2 mg	6 mg

b：他のオピオイド注射製剤との換算の目安

換算比　ナルベイン注：モルヒネ（注射）：オキシコドン（注射）：フェンタニル（注射）＝1：8：10：0.16

ナルベイン注1日投与量	モルヒネ注1日投与量	オキシコドン注1日投与量	フェンタニル注1日投与量
2.5 mg	20 mg	25 mg	0.4 mg
5 mg	40 mg	50 mg	0.8 mg

c：他のオピオイド経口，貼付製剤との換算の目安

換算比　ナルベイン注：モルヒネ（経口）：オキシコドン（経口）：フェンタニル（貼付）：タペンタドール（経口）＝1：25：16.7：0.25：83.3

ナルベイン注1日投与量	モルヒネ（経口）1日投与量	オキシコドン（経口）1日投与量	フェンタニル（フェントス）1日投与量※	タペンタドール（経口）1日投与量
1.2 mg	30 mg	20 mg	0.3 mg (1 mg)	100 mg
2.4 mg	60 mg	40 mg	0.6 mg (2 mg)	200 mg

※フェンタニルは吸収量，フェントスは薬剤量

ナルベイン注医薬品インタビューフォームより作成（一部改変）

88002-884 JCOPY

静注・皮下モルヒネ 1.0mg/時（24mg/日）
（処方例） モルヒネ塩酸塩注射液50mg（5mL）　1A セレネース注5mg（1mL）　　　　　　1A 生食注　　　　　　　　　　　　　44mL 　1.0mL/時

静注・皮下オキシコドン 1.0mg/時（24mg/日）
（処方例） オキファスト注50mg（5mL）　1A セレネース注5mg（1mL）　　　1A 生食注　　　　　　　　　　44mL 　1.0mL/時

静注・皮下ヒドロモルフォン 0.125mg/時（3mg/日）
（処方例） ナルベイン注2mg（1mL）　　　2A セレネース注5mg（1mL）　　　1A 生食注　　　　　　　　　　37mL 　1.25mL/時

静注・皮下フェンタニル 20μg/時（0.48mg/日）
（処方例） フェンタニル注射液0.25mg（5mL）　5A セレネース注5mg（1mL）　　　　　1A 生食注　　　　　　　　　　　　24mL 　0.8mL/時

※オキシコドン⇔ヒドロモルフォンの場合は、換算比（10:1）で換算
　オキシコドン注 1mg/時（1.0mL/時）⇔ ヒドロモルフォン注 0.1mg/時（1.0mL/時）

●図　各オピオイド注射製剤の実処方での換算の目安
（兵庫医科大学緩和ケアセンター作成）

等価換算
オピオイド

オピオイドの退薬症状

　オピオイドを長期間使用していて突然中止や大幅な減量をすると退薬症状を起こすことがあります．退薬症状の初期症状は倦怠感などの調子の悪さなどぼんやりとした訴えなので，減量・中止後に倦怠感を訴えた時には退薬症状を思い浮かべましょう．レスキュー薬を使用して症状が軽減すれば退薬症状であったと判断できます．オピオイドの退薬症状（離脱症状）には身体症状と精神症状があります．

●表　オピオイドの退薬症状

身体症状	あくび，めまい，咳嗽，流涙・鼻水・流涎，鳥肌，悪寒，発熱，下痢，散瞳，発汗，悪心・嘔吐，動悸，頻脈，振戦，ミオクローヌスなど
精神症状	倦怠感，不安，抑うつ，無気力，興奮，不眠，せん妄，意識障害など

88002-884 **JCOPY**

鎮痛補助薬とその特徴

鎮痛補助薬とは？

　「主たる薬理作用には鎮痛作用は有しないが，鎮痛薬と併用することにより鎮痛効果を高め，特定の状況下で鎮痛効果を示す薬物」と定義されています．

　がん性疼痛において，侵害受容性疼痛単独（64.1％），侵害受容性疼痛＋神経障害性疼痛合併（30.5％），神経障害性痛単独（5.4％）という報告もあり，**約 1/3 が難治性と言われる神経障害性疼痛を伴う**ことになります．神経障害性疼痛に対してはオピオイドでは対応しにくい痛みです．強オピオイドに天井効果がないと言われているからといっていたずらに増量を繰り返しては眠気のみ増して肝心の痛みは取れないという残念な状態なってしまいます．**神経障害性疼痛に対しては鎮痛補助薬をいかに使うかが非常に重要**となってきます（前述した WHO 式 3 段階がん性疼痛除痛ラダーでも各段階に±鎮痛補助薬となっています）．

プレガバリン

商品名	リリカ

一番使用されている鎮痛補助薬，眠気ふらつきに注意！

　「まずはリリカ」的な感じで処方されることの多いメジャーな鎮痛補助薬の一つです．作用機序としては興奮性神経遮断薬（抗てんかん薬：Ca^{2+} chanelα_2-δ リガンド）が知られています．

　副作用として眠気・ふらつきがあるので高齢者には 25 mg 眠前から，通常なら 75 mg 眠前から漸増するほうが安全です．夜間痛みが強くて寝られない人には最適．効く人には非

常によく効きますが，効果ない人には眠気・ふらつきが出るだけの場合もあります．600 mg まで使用できますが 300 mg 使用してまったく効果なければ増量しても効果ないことが多い印象．まれですが副作用として体重増加を訴える人もいるので注意が必要です．

デュロキセチン

| 商品名 | サインバルタ |

リリカより効く場合も多し！　リリカが効かない時には早めに切り替えを！

　SNRI の抗うつ薬ですが，神経障害性疼痛に対して効果的な鎮痛補助薬の一つです．作用機序としては SNRI による下行性疼痛抑制系賦活作用と神経をなだめる Na^+ チャネル阻害が知られています．化学療法誘発性末梢神経障害（四肢末梢の痺れ痛み・味覚障害）には一番効果的．慢性腰痛の適応症がありがん性疼痛で腰痛がある場合にもよく使います．副作用としては眠気・ふらつきがありますがリリカと比べるとだいぶ少なく高齢者にも比較的安全に使用できます．

アミトリプチリン

| 商品名 | トリプタノール |

古からの鎮痛補助薬，困った時のトリプタノール！

　三環系抗うつ薬でありリリカやサインバルタが発売される以前は一番使用されていた鎮痛補助薬．抗コリン作用で便秘や口渇が出ることから最近ではあまり使用されなくなっていますが，リリカ・サインバルタが効果ない時に使用すると意外と効果的で助かることも．作用機序としては下行性疼痛抑制系賦活作用と神経をなだめる Na^+ チャネル阻害が知られています．

ミロガバリン

商品名 タリージェ

眠気の少ないリリカ的な新しい鎮痛補助薬！

　作用機序としてはリリカ同様に興奮性神経遮断薬（抗てんかん薬：Ca^{2+}chanela$_2$-δリガンド）が知られていますが，眠気に関与する部位には結合しにくく鎮痛に関与する部位には結合しやすく作られています．リリカ・サインバルタが効果ない場合でもタリージェが効果ある場合もあるので切り替えの価値あり．眠気ふらつきの副作用がリリカより少ないことから**リリカよりも先に使用してみてもよい薬剤**です．

バルプロ酸

商品名 デパケン

隠れた仕事人的な鎮痛補助薬！

　デパケンは GABA トランスアミナーゼ阻害作用から抑制性神経活性化作用を持つ抗てんかん薬として有名．リリカ・サインバルタ・タリージェとは作用機序が異なることからこれらが無効な時に使用してみるとよいでしょう．怒りの表出や気分の浮き沈みが多い患者さんに効果的なことも．私的に重宝している鎮痛補助薬です．

リドカイン

商品名 メキシチール，キシロカイン

易刺激性に有効な鎮痛補助薬！

　メキシチールは Na チャネル阻害薬として抗不整脈薬として有名．ペインクリニック領域では鎮痛補助薬として以前より使用されていましたが，緩和医療領域でも神経障害性疼痛に対して併用します．腹膜刺激症状（腹満感にも）や膀胱刺

その特徴
鎮痛補助薬と

激症状に対して単独やアセリオに混注して使用すると効果的
なことがあります.

ケタミン

| 商品名 | ケタラール |

高用量では悪夢に注意！

　NMDA（N-methyl-D-aspartate）受容体拮抗作用を持つ
ケタラールは，神経障害性疼痛の緩和作用，オピオイドの鎮
痛耐性に拮抗し鎮痛効果を増強する作用が期待できます．ケ
タラールは静注・筋注製剤であることから持続投与が基本
で，同じNMDA受容体拮抗作用を持つメサペインが発売さ
れるまでは難治性がん性疼痛にオピオイドと併用して使用さ
れていました．メサペインは内服薬であることから現在では
NMDA受容体拮抗薬としてはメサペインが使用されること
が多くなりましたが，内服不可の場合には未だ有効な薬剤と
して使用されています．

神経ブロック療法の適応

　緩和医療学会のガイドラインでは，①大量のオピオイドの
全身投与では鎮痛効果が得られない時（経口モルヒネ換算
120 mg以上），②オピオイドなどの鎮痛薬や鎮痛補助薬が副
作用のために使用できない場合，③神経ブロックにより鎮痛
効果が得られると考えられる場合に神経ブロック療法が適応
になると書いています．具体的には以下の神経ブロックが行
われています．

88002-884 JCOPY

- 膵がんの腹背部痛に対する内臓神経ブロック（腹腔神経叢ブロック）
- 肺がん・胸膜悪性中皮腫などに対するクモ膜下フェノールブロック
- 肛門部痛・会陰部痛など仙骨領域に対するサドルフェノールブロック
- 骨転移・フェノールブロックの適応範囲外（または鎮痛不十分）の痛みに対する持続硬膜外・クモ膜下鎮痛法（ポート造設を含む）
- 神経根に限局される痛みに対する高周波熱凝固・アルコールブロック
- 骨転移痛に対するクモ膜下ステロイドブロック（局所麻酔薬＋ステロイド）

　神経ブロックの主な合併症としては血腫・感染・神経障害が挙げられますので，血腫と感染を助長するような病態（出血傾向・抗凝固薬服用，CRP＞10などの炎症所見高値）では神経ブロックは禁忌となります．がん患者さんも病態が進んでいくと腫瘍性のCRP高値を示すこともあり判断に迷うこともあります．神経ブロックの適応に関してはペインクリニック専門医か麻酔科の先生に相談してみましょう．

制吐薬とその特徴

プロクロルペラジン

商品名	ノバミン

オピオイドに併用するファーストチョイス！

　作用機序は**中枢性ドパミン D_2 受容体拮抗作用**で，CTZ（chemoreceptor trigger zone：化学受容器引金帯）におけるドパミン D_2 受容体を拮抗して制吐作用を示す．放射線治療時の嘔気・嘔吐の予防にも有効と言われている．副作用としてはアカシジアやジスキネジアなどの錐体外路症状に注意が必要で，アカシジアの発症率は比較的高く，症状として静座不能，下肢の異常感，不安焦燥，睡眠障害などを呈する．

メトクロプラミド，ドンペリドン

商品名	プリンペラン，ナウゼリン

オピオイドに併用するセカンドチョイス！

　胃や十二指腸に存在する**ドパミン D_2 受容体**の拮抗薬で上部消化管に作用し消化管運動を調節，延髄 CTZ に作用し制吐作用あります．抗精神病薬と同様の機序であり，副作用に高プロラクチン血症による乳汁の分泌などの内分泌機能異常・錐体外路症状などがあり長期投与には注意が必要です．ナウゼリンは**妊婦には禁忌**．

モサプリド

商品名	ガスモチン

腸の動きが悪いときに！

　作用機序としては腸管壁内神経叢に存在するセロトニン

88002-884 JCOPY

5-HT$_4$受容体刺激薬で，**消化管機能改善薬**として働きます．消化管の完全閉塞の場合には使用を避けましょう．

ジフェンヒドラミン

商品名	トラベルミン

乗り物酔い様症状に！

　トラベルミンは乗り物酔いの酔い止めとして有名な薬剤です．作用機序としては**抗ヒスタミン薬**であり，前庭や嘔吐中枢のヒスタミン H$_1$受容体に作用し，主に体動時の嘔気・嘔吐に効果を発揮します．副作用としては眠気が出ることがあり注意が必要．

ヒドロキシジン

商品名	アタラックス P

他の制吐薬で眠気が強い時に！

　基本的にトラベルミンと同様の**抗ヒスタミン薬**ですが，トラベルミンよりは眠気が少ないことがメリット．他の制吐薬で眠気が強い場合や効果がない時に使用してみると意外と良い時があります．

オランザピン

商品名	ジプレキサ

他で効かない時，困った時に！

　ジプレキサは作用機序から抗精神病薬の中で MARTA 系（Multi-Acting Receptor-Targeted Antipsychotics：ドパミン D$_2$受容体遮断，セロトニン 5-HT$_2$/5-HT$_3$受容体遮断，アドレナリン a$_1$受容体遮断，ヒスタミン H$_1$受容体遮断，ムスカリン受容体遮断といった多くの受容体遮断作用を有してい

る）非定型抗精神病薬に分類され，多様な受容体をブロックすることから嘔気・嘔吐によく効きます．基本的にプラチナ系の抗がん剤（シスプラチンやカルボプラチンなど）による嘔気・嘔吐に対しては使用できます．糖尿病がある場合はケトアシドーシスを呈する可能性があるため禁忌となっています．

クエチアピン

商品名	セロクエル

ジプレキサで眠気が強いときに！

ジプレキサと作用機序的には同じで**MARTA系非定型抗精神病薬**に分類されます．作用的にもジプレキサと同様ですが，ジプレキサより短時間作用型の薬剤ですのでジプレキサで日中も眠気が強い場合には候補の一つになります．糖尿病がある場合はケトアシドーシスを呈する可能性があるため禁忌となっています．

デキサメタゾン

商品名	デカドロン

化学療法や難治性嘔吐に！

デカドロンの作用機序は不明な点が多いのですが，アラキドン酸の生合成抑制，酵素誘導によるセロトニン量の減少，催吐物質の血液脳関門通過抑制，炎症性浮腫の軽減作用などが考えられています．**化学療法のレジメン**に入っていることも多いです．**消化器性の難治性嘔吐や脳浮腫**による**嘔吐**などにも使用されることがありますが長期投与はステロイドの副作用に注意しなければなりません．

88002-884 JCOPY

オクトレオチド

商品名	サンドスタチン

腸閉塞の症状緩和に！

　作用機序としては**消化管の消化液の分泌抑制作用，水・電解質の吸収促進作用**により消化管内容物を減少させるとされている．サンドスタチンは進行がんや末期がんの**腸閉塞**の嘔気・嘔吐などの症状緩和に主に使用されます．

グラニセトロン，オンダンセトロン

商品名	カイトリル，ゾフラン

化学療法・放射線治療時の嘔吐に！

　作用機序としては**セロトニン 5-HT$_3$ 受容体拮抗作用**を有し，末梢神経上のセロトニン 5-HT$_3$ 受容体に作用し，**化学療法**や**放射線治療**によって誘発される嘔気・嘔吐を著明に抑制します．

ミルタザピン

商品名	レメロン

眠気が出ることが多いので投与は眠前に！

　作用機序はセロトニン 5-HT$_3$ 受容体阻害作用を有するノルアドレナリン作動性・特異的セロトニン作動性抗うつ薬（**NaSSA**）であり**化学療法**による嘔気・嘔吐に効果を認めます．副作用に食欲亢進作用があり，逆にその副作用を作用として期待し，食思不振に対して使用することもあります．

アプレピタント

商品名	イメンド

プラチナ系抗がん剤使用時に！

作用機序としては，**ニューロキニン-1（NK-1）受容体拮抗薬**であり，**プラチナ系抗がん剤**による嘔気・嘔吐を強力に抑制します．

ロラゼパム

商品名	ワイパックス

不安の強い予期嘔吐に！

作用機序は**ベンゾジアゼピン系抗不安薬**であり，化学療法などによる**予期嘔吐**に対して使用します．

88002-884 JCOPY

睡眠薬とその特徴

がん患者は不眠の訴えは高頻度!　睡眠薬の調整ができると QOL 上昇!

　睡眠薬は作用機序からは大きくベンゾジアゼピン系(BZ 系),非ベンゾジアゼピン系(非 BZ 系),その他に分けられます.BZ 系は筋弛緩作用もあることからふらつきが出ることがあります.非 BZ 系は筋弛緩作用が少なくふらつきも少ないです.

　持続時間からは,超短時間作用型,短時間作用型,中時間作用型,長時間作用型に分類されます.持続時間と強さは下記がだいたいの目安です.

● 表　睡眠薬の分類と強さ

超短時間作用型	効果のピークは 1 時間未満,作用時間は 2〜4 時間
	強さ:ハルシオン>アモバン>マイスリー(非 BZ 系)>ルネスタ(非 BZ 系)
短時間作用型	効果のピークは 1〜3 時間未満,作用時間は 6〜10 時間
	強さ:レンドルミン>デパス
中時間作用型	効果のピークは 1〜3 時間,作用時間は 20〜24 時間
	強さ:サイレース>ユーロジン
長時間作用型	効果のピークは 3〜5 時間,作用時間は 24 時間〜
	ドラールがあるが使用機会は少ない

ゾルピデム

商品名	マイスリー

安全性の高いファーストチョイス！

　超短時間作用型・非BZ系の薬剤で，ふらつきが少ないことから入眠障害には最初に使用されることが多いです．

エスゾピクロン

商品名	ルネスタ

軽度の入眠障害に！

　こちらもマイスリー同様，超短時間作用型・非BZ系でふらつきが少ない薬剤ですが，マイスリーより若干弱いので軽度の入眠障害に使用します．

ゾピクロン

商品名	アモバン

マイスリーで不十分な入眠障害に！

　こちらもマイスリー同様，超短時間作用型・非BZ系でふらつきが少ない薬剤ですが，マイスリーよりやや作用が強いのでマイスリーで不十分な際に使用します．

トリアゾラム

商品名	ハルシオン

キレは抜群だが副作用に注意！

　超短時間作用型・BZ系で入眠剤として非常にキレがよいので多数処方されていた薬剤です．その効果の強さは逆に依存性につながり乱用されることがあります．健忘の副作用もあることから，マイスリーなどの比較的安全性の高い非BZ

系が発売されてからは処方されることは減りました．それで
もそのキレのよさから処方されるケースもまだまだあります．

ブロチゾラム

商品名　レンドルミン

マイスリーで中途覚醒するなら！

　短時間作用型・BZ 系に分類され，入眠障害にも熟眠障害
にも使用できることから非常に処方頻度の高い薬剤になって
います．

フルニトラゼパム

商品名　サイレース

レンドルミンで眠れない人に！

　中時間作用型・BZ 系に分類され，作用時間が長いことか
ら入眠障害にも使用しますが主に中途覚醒・熟眠障害に使用
されます．作用時間から持ち越し効果を認めることがあるの
で注意が必要．

ラメルテオン

商品名　ロゼレム

自然な眠りを誘うが効果発現に日数が必要！

　ロゼレムは**メラトニン受容体作動薬**に分類され，体内時計
のリズムを司っているメラトニン（年齢を経るごとに生理的
分泌量が減少する）の分泌を促し自然な眠りを誘う薬剤にな
ります．中途覚醒・熟眠障害に使用されます．作用発現に日
にちがかかることも多く 1〜2 週間以上かかることもありま
す．そのため最初は他剤と併用して安定した睡眠が得られれ
ば他剤を中止していくとよいでしょう．せん妄などの副作用

が少なく高齢者には向いています．アメリカなどではサプリメントとしても売られています．

スボレキサント

商品名	ベルソムラ

自然な眠りを誘い，その日から効果も！
　ベルソムラは**オレキシン受容体拮抗薬**に分類され，私たちが覚醒状態を保つオレキシンという物質の働きをブロックし，睡眠状態へスイッチを切り替えて自然な眠りを誘うような薬剤です．中途覚醒・熟眠障害に使用されます．入眠効果も期待できます（30分くらいで眠気が出てくることが多い）が不十分なこともあるのでその際には他剤を併用します．ロゼレムと違い投与初日から効果は現れます．効果に個人差が大きく，人によっては翌日もボンヤリすることや頻度は低いですが悪夢を見るといった訴えも聞かれます．

ブロマゼパム

商品名	レキソタン，セニラン

不安の強い不眠に！
　レキソタンは BZ 系抗不安薬で，不安の強い不眠の人に著効します．中時間作用型で抗不安作用が強いですが筋弛緩作用もやや強いのでふらつきには注意が必要です．私は結構よく使う薬剤です．

鎮静系抗うつ薬

　催眠作用の強い抗うつ薬も睡眠薬として使用されることがあります．
　主なものは，NaSSA のレメロン（ミルタザピン），3 環系

88002-884 JCOPY

のトリプタノール（アミトリプチリン），4環系のテトラミド
（ミアンセリン），その他のレスリン（トラゾドン）です．比
較的安全に使用できる**テトラミド**と**レスリン**くらいは使用し
ますが，他剤を使用するときには精神科の先生に相談したほ
うがよいでしょう．

鎮静系抗精神病薬

抗精神病薬は D_2 受容体拮抗作用により鎮静作用をもたら
します．

SDA（リスパダール）や**MARTA（ジプレキサ，セロクエ
ル）**などの非定型抗精神病薬にはセロトニン2A受容体拮抗
作用もあり，睡眠を深くする作用も期待できます．この辺り
の薬剤を睡眠薬として使用するときは精神科の先生に相談し
たほうがよいでしょう．

その特徴
睡眠薬と

せん妄の薬剤とその特徴

せん妄とは

　がん全病期における患者の4%にみられ，終末期がん患者では30～40%に合併，死亡直前においては，90%がせん妄の状態になります．何らかの身体疾患あるいは薬物が原因となり，数時間から数日のうちに意識が低下して，周囲の状況判断ができにくくなり，記憶障害，見当識障害，言語障害や幻覚・幻聴・幻触などの知覚障害が生じ，これらが一日のうちで変動して現れることが多くなります（夜間せん妄が多いです）．

リスペリドン

商品名	リスパダール

内服頓用指示のファーストチョイス！

　抗セロトニン作用と抗ドーパミン作用をあわせもつ新しいタイプの非定型抗精神病薬で，抗ドーパミン作用を主とする旧来の定型抗精神病薬に比べ，錐体外路系副作用が軽減され，また陽性症状に加え陰性症状に対してもよい効果が期待できます．通常の錠剤や細粒剤のほかに，水なしで飲める口腔内崩壊錠（OD錠），水薬など多彩な剤型が用意されているので便利です．効果発現は20～30分と早く，せん妄時の頓用指示によく使用されています．セレネースとの効力比はセレネース5 mg＝リスパダール3～4 mg.

ハロペリドール

商品名	セレネース

88002-884 JCOPY

注射薬頓用指示のファーストチョイス!

　セレネースはせん妄に対して最もよく使用する注射薬です. 主に抗ドーパミン作用を有する定型抗精神病薬で, 非定型抗精神病薬に比べてドパミン抑制作用が強いとされ, 陽性症状の顕著な改善が期待できますが, ドパミン抑制作用による錐体外路障害, 高プロラクチン血症などの副作用の頻度は上がります. 錠剤, 細粒剤, 液剤(内服液), 注射剤があり用途などに合わせて選択が可能ですが, 緩和領域では注射薬が使用されることが多くなっています.

クエチアピン

商品名	セロクエル

ジプレキサで過鎮静な時に!

　セロクエルは **MARTA 系非定型抗精神病薬** に分類されます. 幻聴や妄想といった陽性症状に対する効果はややマイルドです. 意欲減退や感情鈍麻といった陰性症状, 認知機能の改善や気分の安定に効果が期待できます. 鎮静効果が強いことから衝動性のコントロールや不眠に対しても使用されています. 非常に使用しやすい薬剤ですが, 糖尿病がある場合はケトアシドーシスを呈する可能性があるため禁忌となっています.

オランザピン

商品名	ジプレキサ

せん妄の薬剤とその特徴

定時内服のファーストチョイス!

　ジプレキサはセロクエル同様 **MARTA 系非定型抗精神病薬** に分類されます. セロクエルと同様に幻聴や妄想といった陽性症状に対する効果はややマイルドです. 意欲減退や感情鈍麻といった陰性症状, 認知機能の改善や気分の安定に効果

が期待できます。鎮静効果が強いことから衝動性のコント
ロールや不眠に対しても使用されています。食欲増進効果や
制吐薬としての効果も期待できます。持続時間はジプレキサ
のほうがセロクエルより長いです。糖尿病がある場合はケト
アシドーシスを呈する可能性があるため禁忌となっています。

アセナピン

商品名	シクレスト

舌下投与という新しい選択肢！

　シクレストは **MARTA 系非定型抗精神病薬**に分類されま
すが，作用的には MARTA と SDA の中間といったところで
す。ジプレキサやセロクエルより陽性症状を抑える作用は強
く，陰性症状に対する作用や鎮静作用は同様に認められま
す。副作用的にもジプレキサやセロクエルでは禁忌となって
いる**糖尿病でも使うことができる**点が大きな特徴の一つで
す。シクレストは**舌下錠**になっており，舌下から吸収されて
ダイレクトに血管内に入ることから内服できなくても使用で
きます。

便秘の薬剤とその特徴

　便秘薬は緩下薬＋刺激性下剤といった使用方法が多かった
ですが，慢性便秘症診療ガイドラインが改訂され，粘膜上皮
機能変容薬や胆汁酸トランスポーター阻害薬などの新規便秘
治療薬をベースに効果不十分なら緩下薬や刺激性下剤を追加
することが推奨されるようになっています．薬価を考えると
従来の使用法で不十分な際に新規便秘治療薬を追加するのが
現実的なところと考えます．緩和医療の現場ではオピオイド
服用も合わさり便秘のコントロールに難渋するケースも見ら
れ，新規機序の薬剤を含めて便秘治療も総力戦です．

酸化マグネシウム

商品名	マグミット

古くから頻用されている緩下薬！

　便秘に対して最初に使用されるような代表的塩類下剤で，
腸内で腸内容物に水分を吸収させ膨大・軟化することにより
蠕動運動を亢進させることで排便を促します．利点としては
圧倒的に**安価**であり**調節性がよい**ことが挙げられます．高齢
者や腎機能低下がある人に漫然と投与されると高マグネシウ
ム血症を呈する危険性があるので注意が必要です．

センノシド

商品名	プルゼニド

便秘時頓用に頻用される刺激性下剤！

　大腸刺激性下剤で，主に腸内細菌による分解物が蠕動運動
を亢進させ排便を促すセンナ類の製剤です．効果発現時間が
8〜10時間なので眠前に1〜2錠内服することが多いです．

JCOPY 88002-884

利点としては**安価**かつ比較的緩やかでしっかり排便を促すところが挙げられます．長く**飲み続けると効果が落ちる**のが欠点です．

ピコスルファート

商品名	ラキソベロン

液剤は滴数で調節でき便利！

　大腸刺激性下剤で，腸内細菌による分解物が蠕動運動を亢進させる作用と腸管粘膜での水分吸収阻害作用により排便を促します．効果の発現時間は7〜12時間後で腸の運動が低下している「弛緩性便秘」に対して用います．利点としては刺激性下剤のなかでは耐性が生じにくいところが挙げられます．センノシドで効果乏しいときに次はピコスルファートといった位置付けです．

炭酸水素ナトリウム・
無水リン酸二水素ナトリウム坐剤

商品名	新レシカルボン坐剤

便秘に使用するシュワシュワする坐薬！

　直腸の粘膜を直接刺激する刺激性下剤で，腸の運動を活発にして排便を促します．効果の発現は10〜30分後と速やか．利点としては速やかに排便したいときや，飲み薬が飲めないときにも用いられることが挙げられます．シュワシュワする炭酸の刺激に耐えられない人がいることが欠点です．

ルビプロストン

商品名　アミティーザ

新規作用機序の下剤の先駆者！

　塩類下剤や刺激性下剤しかなかったなかで突如現れた粘膜上皮機能変容薬です．腸管粘膜上のクロライドイオンチャネルを活性化し，小腸腸管内腔での腸液の分泌を促進します．便の水分含有量が増えて柔軟化し，腸管内輸送を促進して便秘が改善します．利点は**自然な排便感**が得られることやマグネシウム濃度に注意しなくてもよいところです．効果もしっかりしていて私的頻用処方の一つです．欠点は副作用としての嘔気が他と比べるとやや多いところと1日2回内服であるところです．

リナクロチド

商品名　リンゼス

腹痛や腹部不快感にも効果あり！

　粘膜上皮機能変容薬の一つで，腸管の管腔表面にあるグアニル酸シクラーゼC受容体（GC-C受容体）を活性化させ，大腸機能を促進し便秘を改善します．大腸の痛覚過敏を抑える作用もあり，腹痛・腹部不快感も改善します（過敏性腸症候群の適応もあり）．利点としては**1日1回内服**であることと副作用が少なく耐性も起こりにくいことが挙げられます．緩和医療の現場では使用しやすい薬剤です．

エロビキシバット

商品名　グーフィス

塩類下剤と刺激性下剤の作用の二刀流！

　胆汁酸トランスポーター阻害薬と呼ばれる薬剤で，胆汁酸

その特徴と
便秘の薬剤

の再吸収にかかわる胆汁酸トランスポーターを阻害し，大腸内に流入する胆汁酸の量を増やします．増大した胆汁酸の働きにより大腸内で水分がより多く分泌され，さらに大腸運動が促進されることで便秘が改善します．塩類下剤がもつ水分増加作用，刺激性下剤がもつ運動亢進作用の2つの作用を兼ね備えているような薬剤です．利点としては副作用が少なく耐性も起こりにくいことが挙げられます．**食前投与**なので他の薬剤と分けて飲まないといけないことが欠点です．作用機序的には食事量が減っている人にはあまり推奨されません．

マクロゴール4000・塩化ナトリウム・炭酸水素ナトリウム・塩化カリウム散

商品名	モビコール

溶かして飲む下剤！

　ポリエチレングリコール製剤で，ポリエチレングリコールの浸透圧により腸管内の水分量を増加させ，便中の水分量増加による便の軟化や便容積の増大を引き起こすことで蠕動運動を亢進させ便秘を改善する薬剤です．利点は小児にも使用できる点と溶かした水分はそのまま排出されるので気にしないでよい点が挙げられます．欠点としては，塩気があるので飲みにくく感じる人がいる点が挙げられます．塩気が気になる場合は無塩のトマトジュースなどに溶かすのがオススメです．

ナルデメジン

商品名	スインプロイク

待望の末梢性オピオイド受容体拮抗薬！

　消化管などの末梢にあるμオピオイド受容体へ拮抗作用を持ち，主にオピオイド誘発性便秘症を改善する薬剤です．ナルデメジンは血液脳関門の透過性が低く脳内に入りにくいの

で，脳のμオピオイド受容体を介するオピオイドの鎮痛作用にほとんど影響しません．オピオイド開始後に便秘になった場合にはファーストチョイスです．もともと便秘傾向の人にオピオイド製剤を開始する場合には最初から併用するほうがよいでしょう．1日1回1錠で内服負担が少ないことが一番の利点です．

オリーブオイル

商品名 オリーブオイル

どうしても出ない時の切り札！

難治性の便秘症に対してはオリーブオイル浣腸（注腸投与）が効果的な場合があります．潤滑作用と軟化作用で刺激なく滑らかな排便が得られます．オリーブオイル1日1回50 mL（30～80 mL）をカテーテルチップ（50 mL）と14Fr ネラトンカテーテルでグリセリン浣腸と同様の要領（肛門より7 cm程度まで挿入）で注腸します．早いときには注入後2～3時間程度で排便が得られます．硬い便塊で難治性の場合には3～5日必要な場合もあります．

グリセリン

商品名 グリセリン浣腸

浣腸の第一選択！

内服薬不応性の便秘に頻用される浣腸で，直腸くらいまでの硬くない便には非常に効果があります．硬い便塊に対してはオリーブオイル浣腸のほうが軟化作用もあるので効果があるケースが多いです．利点はすぐにしっかりした効果が得られる反面，欠点としては浣腸後の刺激が強く，刺激に耐えきれずに効果が出る前にトイレに行ってしまうことが挙げられます．

その特徴と
便秘の薬剤

●表 便秘の薬剤とその特徴

種類	薬剤	作用機序
塩類下剤	酸化マグネシウム（マグミット）	腸内で水分の再吸収を阻害し便を軟化
刺激性下剤	センノシド（プルゼニド）	大腸の蠕動運動を亢進
	ピコスルファート（ラキソベロン）	大腸粘膜の刺激と水分吸収阻害
	炭酸水素ナトリウム（新レシカルボン坐剤）	炭酸ガスを発生し直腸とS状結腸の蠕動運動を亢進
粘膜上皮機能変容薬	ルビプロストン（アミティーザ）	小腸上皮のクロライドチャネルを活性化し小腸での水分分泌促進
	リナクロチド（リンゼス）	腸管上皮のグアニル酸シクラーゼ受容体刺激薬で腸管内水分分泌を促進 求心性神経の疼痛過敏を改善し**腹痛・腹部不快感も改善**
その他	エロビキシバット（グーフィス）	胆汁酸の再吸収阻害により胆汁酸刺激で水分分泌増加と消化管運動亢進
	ポリエチレングリコール製剤（モビコール）	腸管内水分増加により滑らかな排便 塩気があるので飲みにくい場合は無塩のジュースで割るのがおすすめ

88002-884 JCOPY

●表 つづき

種類	薬剤	作用機序
その他	ナルデメジン (スインプロイク)	末梢性オピオイド受容体拮抗作用でオピオイドによる便秘を特異的に拮抗
	オリーブオイル浣腸	潤滑作用で刺激なく滑らかに排便
漢方薬	通導散⑩,治打撲一方⑧,桃核承気湯㉑,大建中湯⑩などがあります	

新規下剤の作用機序から考える内服タイミング

・リンゼスは食後に服用すると消化管への水分分泌が加わり作用が増強し下痢の発現頻度が増加するため食前投与になっている.

・グーフィスは胆汁酸の再吸収阻害薬であるため,食事刺激での胆汁酸分泌前に投与したほうが効果的であり食前投与になっている.

・アミティーザは空腹時に服用すると嘔気が出やすいため食後投与になっている.

その特徴
便秘の薬剤と

医療用大麻（カンナビス）はアメリカをはじめとする先進国で解禁されてきており，鎮痛効果・抗けいれん作用・抗炎症作用・制吐作用・食欲増進作用・抗酸化作用・神経保護作用・抗がん作用・倦怠感改善作用などさまざまな効果が報告されている．実際にアメリカの大学病院を視察にいった際にも現場の医師に使用感を聞いたところ，「痛みに関してはオピオイドを使用しているのであまり医療用大麻は使用していないが，制吐薬としては使用して難治性の嘔気嘔吐に対して助かっている」とのことでした．倦怠感に対しても日本においては有効な薬剤は乏しいので医療用大麻の効果があるのであれば使用できたらと日々感じています．2002 年に発表された英国薬物乱用諮問委員会の報告書には，「カンナビスの長期使用と精神病に明確な因果関係はない」と明記されており，依存に関しても，全米科学アカデミー医学研究所が，「カンナビス使用者の 10％が依存症状を示す」と報告しています．これに較べて，アルコールは 15％，コカインは 17％，タバコにいたっては 32％．要するに，タバコやお酒よりカンナビスのほうが依存度は低いということになります．もちろん嗜好用大麻に関しては賛否が分かれるところと思いますが，医療用大麻に関しては対象を絞って限定的でも使用できるようになるとがん患者さんにとっても朗報となるのではないでしょうか．

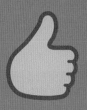

がん緩和領域
フローチャート

がん性疼痛（軽度）

腎機能障害がなければ ⋯⋯⋯⋯⋯

腎機能障害がある場合 ⋯⋯⋯⋯⋯

▶ ひとこと MEMO

　カロナールは以前 1 日用量が 1,500 mg までであったこと
から実際には小児に対する解熱鎮痛薬といった扱いでした．
しかし 1 日用量が 4,000 mg まで使用可能となりロキソニン
など NSAIDs と同等の鎮痛効果を期待できるようになりまし
た．高用量になると肝機能障害をきたすリスクが上がるので
肝機能障害がある場合は避けるほうがよいでしょう．

················▶ **ロキソニン** 3 錠分 3

他の使い慣れている NSAIDs でも可.

················▶ **カロナール** (500 mg)
4 錠分 4 から漸増し 8 錠分 4 まで増量可

カロナールの効果持続時間は 6 時間なので 4 回/日投与が望ましい.

▶ ひとこと MEMO

　ロキソニンなどの NSAIDs は解熱鎮痛作用と抗炎症作用を併せ持っていることから炎症を伴うような痛みに対してはカロナールよりも効果的です. もちろんセレコックスやボルタレンなどでも問題ないですが, ロキソニンが一番よく使われています. NSAIDs には天井効果 (増量しても効果が頭打ちになる) があるためロキソニンであれば最大でも 4 錠まで.

がん性疼痛（中等度）

ロキソニンで
今一つなら

咳嗽を伴う痛みなら

▶ ひとこと MEMO

　弱オピオイドであるトラマールは 25 mg と 50 mg の製剤
があり効果ある場合は 4 回/日（朝昼夕眠前）の定時投与で
400 mg分4まで増量可能です．トラマールを 100 mg/日使
用してもほぼ痛みが取れない場合はいたずらに増量せずにオ
キシコンチンなどの強オピオイドに早めに変更するほうがコ
ントロールが得られやすいでしょう．

▶ トラマール (25 mg) 2 錠分 2＋頓用

トラマールの効果持続時間は 6 時間なので 4 回/日投与が望ましい. トラマールは最大 400 mg/日まで増量可.

▶ リン酸コデイン錠 (20 mg) 1 錠頓用で開始

効果あれば 2 錠分 2 や 3 錠分 3 の定時投与へ.

▶ ひとこと MEMO

コデインは鎮咳作用が強いので鎮咳薬としては非常に優秀である（市販の風邪薬にも含有されている）. 1％の散剤は麻薬処方箋が必要ないが 10％である錠剤は麻薬処方箋が必要. 特に咳嗽のない中程度の痛みはほぼトラマールやトラムセット（トラマールとアセトアミノフェンの合剤）などのトラマドール製剤が使われることが一般的です.

がん性疼痛（強度）：1

内服可能なら

......

内服不可能なら

......

▶ ひとこと MEMO

　弱オピオイドからのスイッチはトラマール 150 mg＝オキシコンチン 20 mg＝フェントステープ 1 mg＝MS コンチン 30 mg＝タペンタ 100 mg を等価換算の基準として行います. 弱オピオイドでもう一歩くらいの痛みであれば等価換算値の強オピオイドで痛みが楽になることも多いです.

88002-884 JCOPY

········▶ **オキシコンチン** (5 mg) 2 錠分 2
　　　＋オキノーム (5 mg) 1 包疼痛時頓用

オキノームは 1 時間以上空ければ繰り返し使用可.

········▶ **フェントステープ** (0.5 mg) 1 枚/日
　　　＋アブストラル (100 μg) 1 個舌下投与

アブストラルは 2 時間以上空けて 4 回/日まで使用可.

▶ ひとこと MEMO

　一般的には内服可能な場合はオキシコンチンを使用することが多く，内服不可能ならフェントステープを使用することが多いです．弱オピオイドを使用していない場合はオキシコンチン 10 mg/日，フェントステープ 0.5 mg/日で開始し，頓用薬の回数を基準に増量していきます.

がん性疼痛（強度）：2

オキシコンチン 80 mg/日を超えたら

メサペイン （5 mg）3 錠分 3 にスイッチ

メサペインは 4 段階目の薬剤的位置付け．メサペインは 1 週間ごとに心電図を確認しながら増量可．心電図で QT 延長がある場合は使用不可．

▶ ひとこと MEMO

　メサペインは経口オキシコンチン換算 40 mg（MS コンチン 60 mg，フェントステープ 2 mg）を超えても痛みが軽減しない場合に使用できるオピオイドです．通常はオキシコンチン 80 mg 程度を目安にメサペインにスイッチしますが，のちに出てくる神経障害性疼痛を伴うがん性疼痛の場合は早めにスイッチするほうがよいでしょう．

88002-884 JCOPY

　関連痛とは腫瘍から離れた場所に発生する痛みのことを言い，有名なものでは狭心症の時に左肩が痛くなることが知られていますが，悪性疾患でも，肝臓がんで肩や背中が痛くなることや，泌尿器系の異常により鼠径部が痛くなること，骨盤内の腫瘍により腰痛や会陰部痛を訴えるなどが挙げられます．関連痛は内臓などに損傷があった場合に，そこからの痛み情報が末梢神経を伝わって脊髄に入力される際に，同じレベルの脊髄に入力している皮膚デルマトームの領域に痛みを感じてしまいます．つまり，同じレベルの脊髄に入力する末梢神経には内臓由来のものと皮膚由来のものがあり，痛み情報が脳に伝達される際に内臓由来の刺激が皮膚由来の刺激と脳が誤認識することにより生じるとされています．脊椎の転移によるものは椎体症候群と呼ばれる特徴的な関連痛を呈します．頸椎転移により後頭部や肩甲背部に，腰椎転移により腸骨や仙腸関節に，仙骨の転移では大腿後面に関連痛を呈することがあります．関連痛は痛みの理解とコントロールを行ううえで結構大切な項目です．

がん性疼痛（神経障害性疼痛を伴うもの）：1

単剤でいくなら

....

オキシコンチンやフェントステープで効果不十分

....

▶ ひとこと MEMO

　タペンタは一剤でμオピオイド受容体に対する作用と SNRI作用（S<N）を併せ持つため，神経障害性疼痛に対してフェントステープよりも効果が強く，オキシコンチンとは同程度かやや強いです．神経障害性疼痛を伴うがん性疼痛には鎮痛補助薬を併用することが多いのですが，タペンタなら一剤で済むので便利です．

·········▶ **タペンタ** (25 mg) 2錠分2
  ＋オキノーム (5 mg) 頓用から開始

他の弱オピオイドや強オピオイドからは等価換算値でスイッチ. タペンタの最大量は 400 mg/日.

·········▶ **リリカ** (150 mg) 分2 (高齢者は 75 mg 分1眠前)
  or サインバルタ (20 mg) 分1夕
  or タリージェ (5 mg) 分1夕を併用

▶ **ひとこと MEMO**

　鎮痛補助薬の併用はリリカから開始されることが多いですが, 150 mg/日使用し効果あれば 300 mg/日に増量, 効果なければ, 早期にサインバルタに変更するほうがよいでしょう. サインバルタは 20 mg から開始し 3〜7 日ごとに 20 mg ずつ増量し 60 mg まで使用可能. リリカとサインバルタを併用することもあります.

がん性疼痛（神経障害性疼痛を伴うもの）：2

タペンタ 400 mg/日で
もう一歩

......

タペンタが効果不十分

......

▶ ひとこと MEMO

　メサペインは μ オピオイド受容体に対する作用と抗
NMDA 受容体拮抗作用を有し，がん性痛・神経障害性疼痛を
伴うがん性痛に非常に有効です．メサペインを使用する際に
は基本的に全量置き換えが推奨されていますが，タペンタや
他の強オピオイドで少し取りきれない痛みがある場合は徐々
に上乗せしていくことも有効です．

 　　　　　　　　　　　　　88002-884 JCOPY

........▶ **メサペイン** (5 mg) を痛みに合わせて上乗せ
   or リリカ (150 mg) 分2
   or サインバルタ (20 mg) 分1夕
   or タリージェ (5 mg) 分1夕を併用

........▶ **メサペイン** に全量を推奨使用量でスイッチ

▶ ひとこと MEMO

メサペインは E-learning を受講しないと処方できないオピオイドですが，ある程度がん性疼痛をみる場合には，手持ちの選択肢として非常に強力な武器となりますのでぜひ E-learning を受講して処方できるようにしておくとよいでしょう。

がん性疼痛
（骨転移痛）：1

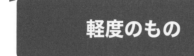

軽度のもの ....

中等度のもの ....

▶ ひとこと MEMO

　骨転移痛は，①骨膜や骨髄に分布する侵害受容器を介する痛み，②骨転移部の骨膜の炎症による痛み，③神経障害性疼痛が複雑に絡み合う難治性がん性疼痛のうちの一つです．軽度のものであればトラマールやトラムセットが効果的でロキソニンに併用することで結構痛みが取れます．

88002-884 JCOPY

····▶ **トラマール** (25 mg) 3 錠分 3
＋トラマール (25 mg) 疼痛時頓用

ロキソニンに加えてトラマールやトラムセットを併用します. 効果あればトラマールは 400 mg まで, トラムセットは 8 錠/日まで増量可.

····▶ **①タペンタ** (25 mg) 2 錠分 2
＋オキノーム (5 mg) 頓用から開始

タペンタは漸増し 400 mg まで増量可能.

②オキシコンチン (5 mg) 2 錠分 2
＋オキノーム (5 mg) 頓用から開始

オキシコドンは漸増し 80 mg で効果なければメサペインを考慮.

①または**②**に**リリカ** (150 mg) 分 2 や**サインバルタ** (20 mg) 分 1 夕を適宜併用 (増量可)

▶ ひとこと MEMO

骨転移痛も中等度になってくるとロキソニン＋トラマールでは効果不十分になり, タペンタやオキシコンチンの使用やサインバルタなどの鎮痛補助薬の併用も必要になってきます. サインバルタは慢性腰痛の適応症を持っているので使用しやすいです. リリカのかわりにタリージェも有効です.

がん性疼痛
（骨転移痛）: 2

> 強度のもの

> タペンタやオキシコドン
> が無効のもの

▶ ひとこと MEMO

　骨転移痛も強度になってくるとタペンタやオキシコンチンでは効果不十分になり，メサペインの使用が必要になってきます．骨転移痛には緩和的放射線照射が 6〜7 割有効と言われていますので放射線科に早期に適応をコンサルするとよいでしょう．腎がんの骨転移にはゾーフィゴ（ラジウム）も有効です．

88002-884 JCOPY

········▶ **メサペイン** (5 mg)
を痛みに合わせて上乗せして漸増する

タペンタ 400 mg またはオキシコンチン 80 mg＋鎮痛補助薬で効果不十分のケースでは全量置き換えていくのも一つですが安全にいくなら上乗せしていきましょう.

········▶ 早期に **メサペイン** に全量を推奨使用量でスイッチ

全く効果がない場合は全量置き換えがよいでしょう.

▶ **ひとこと MEMO**

あまりにも痛みが強い場合には神経ブロックの禁忌がなければくも膜下腔へのステロイド投与（くも膜下ブロック：1％キシロカイン 1 mL＋デカドロン 3.3 mg：1 回/1〜2 週）も併用することがあります.

開胸術後疼痛症候群

ファーストチョイス ....

ジンジンビリビリする
痛みが強い ....

▶ ひとこと MEMO

開胸術後症候群は主に肺がんや悪性胸膜中皮腫の術後に起こります．肋骨の下縁に肋間神経が走行しており術操作で仕方なく圧迫・切断を余儀なくされ神経障害性疼痛の要素が強い難治性の痛みが生じます．術後すぐには術後痛が強いためロキソニンやトラムセットが使用されますが神経障害が強い場合は早めに鎮痛補助薬の併用を開始します．

88002-884 JCOPY

▶ トラムセット 2錠分2＋頓用から開始

頓用の回数によりトラムセットは8錠分4まで増量可.

▶ リリカ(150 mg)分2(高齢者は75 mg分1眠前)
　　or　サインバルタ
(20 mg) 分1夕または眠前
　　or　タリージェ
(5 mg) 1錠分1夕または眠前から併用開始し漸増

▶ ひとこと MEMO

　2ヵ月程度で徐々に軽減し消失することが多いのですが,
術後から持続していた痛みが時間をおいて増悪する場合もあ
ります. 8ヵ月以上持続する痛みや一旦症状が落ち着いた後
の痛みの再燃・増悪は腫瘍の再発や感染を疑い精査し, 原因
に対するアプローチも行うとともに痛みのコントロールも並
行して行います.

乳房切除後疼痛症候群

ファーストチョイス ....

ジンジンビリビリする
痛みが強い ....

▶ ひとこと MEMO

　術操作による肋間上腕神経の神経障害により，上腕内側・
腋窩・前胸壁にジンジンビリビリする痛み・灼熱痛（感）・絞
扼痛（感）や感覚低下を伴うことがあり，非常に不快な感覚
を訴えられます．

·········▶ **トラムセット** 2 錠分 2＋頓用から開始

頓用の回数によりトラムセットは 8 錠分 4 まで増量可.

·········▶ **リリカ**(150 mg)分 2(高齢者は 75 mg 分 1 眠前)
　　or サインバルタ
　　(20 mg) 分 1 夕または眠前
　　or タリージェ
　　(5 mg) 1 錠分 1 夕または眠前から併用開始し漸増

▶ ひとこと MEMO

　乳房切除後疼痛症候群は急性痛・術後遷延痛・神経障害性疼痛主体の慢性疼痛といった多彩な側面を持っていますが, がん性疼痛ではないので基本的には強オピオイドは使用せず, NSAIDs やアセトアミノフェン, 弱オピオイド, 鎮痛補助薬で対応します.

脊髄圧迫症候群

ファーストチョイス

ジンジンビリビリする痛みが強い

脊髄圧迫症状が強い

▶ ひとこと MEMO

脊髄圧迫症候群は，腫瘍の脊椎転移や浸潤などにより脊髄が圧迫されることにより生じる痛みです．ほとんどの場合は腰背部痛が先に認められ，その後に感覚・運動障害や膀胱・直腸障害が出現することが多いです．脊髄障害で筋力低下がおこると，放射線療法や手術療法により腫瘍の圧迫を除去しなければ早期に運動麻痺に移行してしまいます．

……▶ **トラムセット** 2錠分2＋頓用から開始

頓用の回数によりトラムセットは8錠分4まで増量可.

……▶ **リリカ**(150 mg)分2(高齢者は75 mg分1眠前)
　　or　サインバルタ
　　(20 mg) 分1夕または眠前
　　or　タリージェ
　　(5 mg) 1錠分1夕または眠前から併用開始し漸増

……▶ **デカドロン** (4 mg 2錠) 内服
　　or　デカドロン
　　(6.6 mg)＋生食100 mL を点滴静注

▶ **ひとこと MEMO**

　膀胱直腸障害は一般的に脊髄圧迫が進んだ状態で出現しますが，脊髄円錐・馬尾レベルが障害されると早期に生じることがあります．がん性疼痛(腫瘍圧迫に伴う痛み)ですので，痛みが強い場合は強オピオイドの使用も考慮します．脊髄圧迫が強い場合にはステロイド投与が必要になる場合もあります．

悪性腸腰筋症候群

侵害受容性疼痛に
対してまずは

神経障害性疼痛を
伴っていれば

筋攣縮性の
痛みがあれば

▶ ひとこと MEMO

　悪性腸腰筋症候群とは骨盤内や後腹膜に腫瘍が浸潤し，腸腰筋内に浸潤することで生じる痛みの症候群で，侵害受容性の痛み・神経障害性の痛みが混在していることが多く難治性疼痛を呈することも．下肢の進展や立位・歩行で激痛が走ることから屈曲位で臥床している場合は積極的に疑い画像検索します．

88002-884 JCOPY

········▶ **オキシコンチン** （10 mg）分 2
　　or　タペンタ
　（50 mg）分 2 から開始し漸増する

········▶ **サインバルタ** （20 mg）
　　or　リリカ （150 mg）分 2 から併用開始
　効果があれば 60 mg まで漸増.

········▶ **セルシン** （2 mg) or (5 mg)を眠前投与から併用開始
　効果があれば 30 mg 分 3 までふらつきに注意しながら漸増.

▶ ひとこと MEMO

　難治性がん性疼痛を呈する症候群の一つで，上記の薬剤を
駆使しても症状軽減が乏しくメサペインの使用が必要となる
場合もあります．それでもダメなら腫瘍周辺の浮腫を軽減さ
せ神経や筋の圧迫を減らす目的でステロイド投与を行うこと
もあります（p86 参照）.

オピオイド耐性・
痛覚過敏

オピオイドの増量でも
痛みが軽減しない

....

オピオイドの増量で
むしろ痛みが増悪

....

·········▶ **オピオイド耐性を疑い減量・変更**

フェントスでは 4 mg を超えても痛みが軽減しない場合は
オピオイド耐性を疑いましょう.

·········▶ **オピオイドによる痛覚過敏を疑い減量・変更**

オピオイドの疼痛過敏は頭の片隅に置いていないとなかな
か疑えません.

▶ ひとこと MEMO

　痛覚過敏とは，通常痛みを感じる刺激によって誘発される
反応が通常より強くなっている状態です．痛覚過敏の状態で
はオピオイドを増量するとむしろ痛みが増悪してしまいま
す．耐性も痛覚過敏もオピオイドの減量または変更，オピオ
イド以外の鎮痛薬への変更が対応策となります.

どうしても取れない痛み

内服可能なら

....

内服不可なら

....

とにかく早く
効かせたい時

....

▶ ひとこと MEMO

NSAIDs，アセトアミノフェン，オピオイド鎮痛薬，鎮痛補助薬，放射線治療などを駆使しても緩和できない痛みもあります．その際には重度の耐糖能異常がなければステロイド投与を試します．1週間程度のステロイド使用では副作用出現は低頻度です．デカドロンは抗浮腫効果も強いので使用感がよい印象です．

88002-884 JCOPY

········▶ # デカドロン (4 mg 2 錠) 朝または昼を 3 日投与

効果を認めれば 4 mg に減量し継続. 3 日使用して効果なければ漸減して中止します.

········▶ # デカドロン注
(6.6 mg)＋生食 50〜100 mL 朝または昼を 3 日投与

効果を認めれば 3.3 mg に減量し継続. 3 日使用して効果なければ漸減して中止します.

········▶ # メドロール
1,000 mg＋生食 100 mL 朝または昼 3 日投与

効果を認めれば漸減して継続. 3 日使用して効果なければ漸減して中止します.

▶ ひとこと MEMO

　ステロイドの強い抗炎症・抗浮腫作用により腫瘍周囲の炎症と浮腫を軽減させることで, 腫瘍による圧迫や浸潤による痛みを軽減させます. 骨転移痛・脊髄圧迫・強いリンパ浮腫の痛み・頭蓋内圧亢進による頭痛・悪性腸腰筋症候群などに使用することが多いです. 効果は用量依存性なのでまずはしっかりした量を使用し漸減します.

食欲不振・悪液質

食欲不振だけなら ....

悪液質も強ければ ....

▶ ひとこと MEMO

　がん悪液質は「通常の栄養サポートでは完全に回復できない，進行性の機能障害に至る骨格筋の持続的な現象（脂肪量の現象の有無を問わない）を特徴とする多因子性の症候群」と定義されており，慢性炎症・代謝亢進・食欲低下が原因とされています．抗炎症作用・代謝改善作用・食欲改善作用を期待してステロイドを投与されることが多いです．

┈┈┈▶ **ジプレキサ** (2.5 mg) 1 錠

食欲増加作用に期待します.

┈┈┈▶ **デカドロン** 1〜4 mg/日投与

3 日間投与して効果があれば継続.

▶ ひとこと MEMO

　ジプレキサは副作用として食欲増加があると言われているので逆にそれを作用として利用して食欲不振に効果を認めることがあります. ジプレキサは制吐作用・睡眠改善作用もあり, 体をゆっくり休められることで悪液質の軽減にも寄与できるかもしれません.

オピオイドによる
嘔気嘔吐

オピオイド開始時

オピオイド開始後
体位変換時に嘔気嘔吐

▶ ひとこと MEMO

　オピオイドによる嘔気嘔吐は4~5人に1人くらいの確率でおこるので開始時には併用することが推奨されています. オピオイド性の嘔気嘔吐は2週間位で耐性ができることが多いこと, 副作用が出る可能性もあるためその後は可能なら屯用に変更します.

　　　　　　　　　　88002-884 JCOPY

········▶ **ノバミン** (5 mg) 3錠分3
　　or　ナウゼリン (10 mg) 3錠分3

ノバミンを使用することが多いですが，ナウゼリンやプリンペランでも可で開始時は必ず併用します．

········▶ **トラベルミン配合錠** 3錠分3

体位・頭位変換時の嘔気嘔吐はトラベルミン一択ですが，眠気が強すぎる場合はアタラックスPで代用します．

▶ **ひとこと MEMO**

　体位変換時の嘔気嘔吐は前庭系の関与が考えられることから，乗り物酔いの薬としても有名なトラベルミン配合錠が効果的で，他の制吐薬はほぼ無効なことがほとんどです．トラベルミンは眠気を誘うこともあるので1〜4錠/日で調整します．

化学療法による嘔気嘔吐

急性期（投与 24 時間）の
ものに対して ....

遅発性（投与 24 時間か
ら数日）のものに対して ....

プラチナ製剤など
難治性のものに対して ....

予期性のものに対して ....

▶ ひとこと MEMO

　投与急性期はセロトニン系の嘔気機序がメインになること
からセロトニン $5-HT_3$ 受容体拮抗薬であるグラニセトロ
ン・ゾフラン・アロキシなどが，遅発性のものは消化管から
嘔吐中枢に入る機序が原因となるためステロイドや NK_1 受
容体拮抗薬であるイメンドが化学療法によってレジメンに最
初から含まれています．

……▶ **グラニセトロン，ゾフラン，アロキシ**

……▶ **デカドロン，イメンド**

……▶ **ジプレキサ** (2.5 mg) or (5 mg) 1 錠内服

……▶ **ワイパックス**
などの抗不安薬を化学療法投与前に内服

▶ ひとこと MEMO

　プラチナ製剤などによる難治性の嘔気嘔吐に対してはジプ
レキサが有効なことも多いです．ジプレキサ 5 mg では眠気
が強いこともあるのでまずは 2.5 mg を投与してそれでも嘔
気がする場合は 2.5 mg を追加投与するほうが安全です．予
期性嘔気嘔吐を呈する人は背景に不安があるためワイパック
スなどの抗不安薬を事前に投与すると有効なことも多いです．

化学療法による
末梢神経障害

ファーストチョイス ············

セカンドチョイス ············

▶ ひとこと MEMO

　化学療法誘発性末梢神経障害に対してはサインバルタが一番安定した効果を示します．サインバルタは 20 mg で効果が乏しくても 40 mg までは一旦増量して効果をみます．40 mg で効果がなければ減量して中止，効果が少し出てくれば 60 mg に増量するといった使い方がよいでしょう．

········▶ **サインバルタ** (20 mg) 1C 夕食後

増量は 3〜7 日ごとに 20 mg ずつ最大 60 mg まで可.

········▶ **タリージェ** (5 mg) 1 錠 夕食後または眠前
  or　リリカ (75 mg) 2 錠分 2

眠気が気になる場合はタリージェが, 不眠がある場合はリリカといった使い分けもありです.

▶ ひとこと MEMO

化学療法誘発性末梢神経障害に対してリリカやタリージェも頻用されますが, 有効率としてはサインバルタのほうが高いのでセカンドチョイスになります. もちろん併用して効果的な場合もありますのでサインバルタで効果あるけれどもう一歩という時には追加してみてもよいでしょう.

化学療法・放射線治療 による口内炎

ファーストチョイス

軽度のアフタ性口内炎 の段階

口腔内乾燥を伴う場合

▶ ひとこと MEMO

　デキサルチンなどのステロイド性の軟膏はカンジダのリスクが上がると言われていますが，カンジダに注意しながらしっかり使用したほうが症状は緩和されやすいでしょう．サラジェン（ピロカルピン）は口腔内乾燥症の軽減のために放射線照射開始時より併用を開始するほうがよいでしょう．

⯈ **デキサルチン軟膏** 塗布

弱いステロイド製剤であるデキサルチンの局所投与は比較的安全.

⯈ **エピシル口腔用液** 塗布

口腔内病変に対して物理的バリアを形成して痛みを緩和します.

⯈ **サラジェン** (5 mg) 3錠分3 毎食後

唾液の分泌を増やして口腔内乾燥を和らげます.

▶ ひとこと MEMO

　エピシルは化学療法や放射線療法に伴う口内炎で生じる口腔内疼痛管理および緩和を物理的作用により行う塗布剤です. 比較的軽度の口内炎の段階から使用すれば悪化を防ぐことができる可能性が上がりますが, 中等度以上に進んだ口内炎には効果は乏しい印象です. 歯科の先生に処方してもらう必要があります.

化学療法による下痢

ファーストチョイス

....

セカンドチョイス

....

▶ ひとこと MEMO

ロペミン（ロペラミド）はオピオイド受容体を介して腸管の神経に作用し腸管運動抑制，水分の腸管吸収促進することにより止痢作用を発揮します．ロペミンはコデインやモルヒネなどの薬に比べて脳などの中枢への作用が非常に少なく腸管に対してより選択的に効果をあらわす特徴を持っています．コデインも止痢剤として使用する場合もあります．

  88002-884 JCOPY

▶ ロペミンカプセル
(1 mg) 1〜2C 1〜2 回に分けて投与

化学療法の下痢では 4 mg/日が必要になることも.

▶ サンドスタチン
100〜150 µg を 8 時間ごとに投与

化学療法による下痢の場合には高用量のロペミン 4 mg 投
与後に続けて投与します.

▶ ひとこと MEMO

　サンドスタチン（オクトレオチド）は消化液の分泌抑制と
腸管の水分吸収促進により止痢作用を示します. 通常, がん
の消化管閉塞に伴う症状の改善に用いられ, 消化管閉塞の腹
痛・嘔吐に対して使用するときには 24 時間持続皮下投与を
行います.

放射線性皮膚炎

グレード1の皮膚炎が出たら

....

グレード2の皮膚炎が出たら

....

▶ ひとこと MEMO

　グレード1の放射線性皮膚炎は，皮膚の赤み・乾燥・黒ずみ・痒み，乾いた皮膚の剥がれが症状として現れます．皮膚のケアも重要で，ヒルドイドなどの保湿剤を3〜4回/日塗布して保湿することで痒みを抑え皮膚炎の悪化を予防します．冷やしたタオルを短時間当てるのもよいでしょう．

88002-884 JCOPY

········▶ **ヒルドイド軟膏** 塗布

保湿作用のある軟膏.

········▶ **リンデロン軟膏** 塗布

5段階あるステロイドの強さのうち3〜4段階目の比較的強いステロイド.

▶ ひとこと MEMO

　グレード2の放射線性皮膚炎は，グレード1よりさらに進み，皮膚の強い赤み・痛み・腫れ，皮が剥けてくる，強い痒みや灼熱感を伴ってきます．非常に苦痛を伴う症状のため，皮膚炎に対するステロイド塗布や保護とともに，NSAIDsやオピオイド製剤（内服が困難となっている場合が多いのでフェントスがよい）の併用が必要となることもあります.

口渇・唾液腺障害

ファーストチョイス

唾液腺のダメージが
少ない時

▶ ひとこと MEMO

　口渇は薬剤性にもおこることから抗うつ薬・降圧薬・オピオイドなどの使用がある場合は変更が可能なら変更します．放射線治療や化学療法で唾液腺自体が障害されている場合は刺激をしても出ないので人工唾液であるサリベート一択と言ったところです．

········▶ **サリベート** 4〜5回/日噴霧

人工唾液であるサリベートで潤いを与えます.

········▶ **サラジェン** (5 mg) 3錠分3毎食後

唾液の分泌を増やして口腔内乾燥を和らげます.

▶ ひとこと MEMO

　まだ唾液腺のダメージが少ない状態なら副交感神経系の唾液腺内ムスカリン M_3 受容体を刺激することにより,唾液の分泌を促進させるサラジェンが有効なことがあります.数週間使用して効果がなければ中止しましょう.

味覚障害

亜鉛が低ければ   …………

化学療法誘発性
味覚障害   …………

▶ ひとこと MEMO

　低亜鉛血症に対する亜鉛の補充の効果は血中濃度的には 4 週くらいで上昇し，味覚症状は 16〜24 週で改善を認めると言われており，亜鉛の補充は 3〜6 ヵ月継続が推奨されています．以前はプロマックを保険適用外で使用されたりしていましたが，2017 年にノベルジンが低亜鉛血症治療薬として保険適用が追加承認され使用が可能となりました．

88002-884 JCOPY

········▶ **ノベルジン** (50 mg) 2 錠分 2 朝夕食後

効果に応じて 3 錠分 3 まで増量可能.

········▶ **サインバルタ** (20 mg) 1C

増量は 3〜7 日ごとに 20 mg ずつ最大 60 mg まで可.

▶ **ひとこと MEMO**

　味覚障害は末梢神経障害の症状の一つであり，末梢神経障害に対する第一選択薬の一つであるサインバルタが効果を示すことがあります．末梢神経障害に対する鎮痛補助薬としてはサインバルタの他にリリカ・タリージェやトリプタノールもありますが味覚障害にはサインバルタが一番効果を認めます．

倦怠感

デカドロン (4 mg) 分1 朝 or 昼 3日間投与

効果があれば漸減し 1〜4 mg で継続.

がん関連倦怠感にはデカドロンをはじめとするコルチコステロイドが使用されています. ステロイドは比較的全身状態のよい患者に効果が出やすいと言われています. 全身状態の悪い患者にはせん妄などの有害事象の発現率が高くなります. 副作用の観点から一般的にステロイドの使用は数週間以内が望ましいです.

　現代ホスピスの推進者
シシリー・ソンダースの一言

　　看護師から医療社会福祉士になりその後医師とな
り，末期患者の身体的苦痛に対してオピオイドの積極
使用によるコントロール推進，全人的苦痛のケアを強
調し現代ホスピスの推進者とも言われるシシリー・ソ
ンダースの言葉の中で私の心に残る一言があります．
「もし私ががんの末期になって，まず望むものは牧師
が来てくれて早く痛みが取れるように祈ってくれるこ
とでもなければ，経験深い精神科医が来てくれて痛み
のためにイライラしている私の悩みに耳を傾けてくれ
ることではありません．私がまず望むことは痛みの原
因をしっかりと診断し，痛みが軽減するための薬剤の
種類・量・投与間隔，投与法を判断し，それをただち
に実行してくれる医師が来てくれることです」．これ
はすべての患者さんに当てはまることではないでしょ
うか．まずは痛みをはじめとする辛い諸症状を可能な
限り軽減するよう力を尽くすことがわれわれ緩和医療
医の役割と思い日々診療を行っています．

腹水・腹部膨満感

ファーストチョイス

セカンドチョイス

▶ ひとこと MEMO

　抗アルドステロン製剤で遠位尿細管に作用するアルダクトンA（スピロノラクトン）が第一選択であるが，電解質への影響を少なくするために，ループ利尿薬であるラシックス（フロセミド）と併用することが多いです．がん性腹水は利尿薬への反応が悪いことも多く症状緩和目的に腹水穿刺やCART（腹水濾過濃縮再静注法）を行うこともあります．

▶ アルダクトン A
(25 mg) 2 錠分 2 で投与開始

効果に応じて 50〜150 mg で分割投与.

▶ ラシックス (20 mg) 1 錠分 1 を追加

効果に応じて〜80 mg を 1 日 1 回投与.

▶ ひとこと MEMO

　腹部膨満感から腹痛を訴える場合にはアセリオ単独やアセリオ＋キシロカイン 100 mg を投与することでも症状の軽減を得られることもあります．内臓痛として捉え，フェントスやアブストラルを併用すると腹部の圧迫感や張り痛みが軽減します．

腸閉塞

> ファーストチョイス ....

> 腸閉塞の疝痛には ....

> 腸管の浮腫が強い時 ....

▶ ひとこと MEMO

　サンドスタチン（オクトレオチド）は消化液の分泌を抑えたり腸管の水分などの吸収を促進することにより，腸が閉塞するためにおこる腹痛や嘔吐などの消化器症状を改善します．ブスコパン（ブチルスコポラミン）は消化管の運動亢進に伴う痛みやけいれん，下痢などを抑える薬で，疝痛に対しての効果と消化管内容液を減少させる作用も期待できます．

88002-884 JCOPY

▶ サンドスタチン
1 日量 300 μg を 24 時間持続皮下投与
有効な場合は 2〜3 日で効果を認めることが多い．1 週間続けて効果がなければ中止を検討する．

▶ ブスコパン (10 mg) 1 錠 疼痛時屯用
効果を認める場合は 3〜5 回/日使用可．内服不可能の時はブスコパン注 20 mg を静注 or 皮下注 or 筋注．

▶ デカドロン
8〜16 mg＋生食 50〜100 mL を 1 回/日点滴静注
有効な場合は 2〜3 日で効果を認めることが多い．1 週間続けて効果がなければ中止を検討する．

▶ ひとこと MEMO

　デカドロン（デキサメタゾン）は腸管や腸管周囲の浮腫の軽減目的に投与する．これらの薬物療法と同時に輸液量の制限（500〜1,000 mL/日）も重要である．下部消化管閉塞に対してはこれらの薬物療法が有効な場合も多いが，上部消化管閉塞では効果が限定的か無効なことも多く，NG-tube などのドレナージを積極的に併用するほうがよい場合も多い．

脳浮腫・頭蓋内圧亢進症

ファーストチョイス

セカンドチョイス

▶ ひとこと MEMO

デカドロンによる症状改善は60〜80%といわれ，もっともよく用いられている薬剤で，頭蓋内圧亢進症状に対しても，腫瘍周囲の浮腫による巣症状にも効果が期待できる．画像検査上脳浮腫があっても明らかな頭蓋内圧亢進や神経症状がない場合にはステロイドや浸透圧利尿薬の使用は推奨されていません．

88002-884 JCOPY

······▶ **デカドロン**
4〜8 mg＋生食 100 mL を 1 時間で投与

······▶ **グリセオール** (500 mL)
1 パックを 2〜3 時間で投与

投与後 2 時間後に頭蓋内圧は最低となり，持続時間は約 6 時間．

▶ ひとこと MEMO

　グリセオールはマンニトールと比べて作用持続時間が長いため，がん緩和領域の脳浮腫・頭蓋内圧亢進症に対しては用いられやすいです．転移性脳腫瘍でけいれん発作が起こる頻度は約 10% 程度と言われており，けいれん発作が出現した場合はセルシン（ジアゼパム）5〜10 mg をけいれんが止まるまで繰り返し投与します．

便秘：1（オピオイド開始後増悪した便秘）

スインプロイク (0.2 mg) 1 錠内服

もともと便秘気味な人にはオピオイド開始時に併用を開始してもよいでしょう.

▶ ひとこと MEMO

スインプロイクはオピオイド誘発性便秘症（OIC：Opioid-induced constipation）に対する適応症を持つ唯一の末梢性μオピオイド受容体拮抗薬. 強オピオイドでも弱オピオイドでもオピオイド性鎮痛薬を使用しているときには使用できます.

88002-884 JCOPY

「一粒金丹」はどうも津軽藩に伝わる秘伝の調合方法でつくられたもののようです．その効能とは「諸虚を補ひ精気を益．大抵八半月十日に一丸を服す，鉢さかんの人ハ，四季に一丸を服す．性交を強くし，夢精をもたらす」とあります．強精剤的にも使用されていたようですが，服用すると気分がよくなる，疲れが取れる，熱が下がる，下痢が止まるといった万能薬として重宝されていたようです．アヘンの効能を考えれば強精剤以外の効果は予測できますね．何が含まれているかというと，膃肭臍（オットセイの陰茎），阿芙蓉（阿片），龍脳（南洋産の薬草），麝香（ジャコウ鹿の生殖腺嚢の粉末），朱砂（水銀と硫黄を化合したもの），原蚕蛾（中国蜀地方の一番蚕），これを焼酎で煎じた射干（アヤメ科の多年草）エキスで練って丸薬とするとのこと．江戸時代からこのようにオピオイド系の薬剤が使用されていたことには驚きですね．

便秘：2（オピオイドと関係ない便秘）

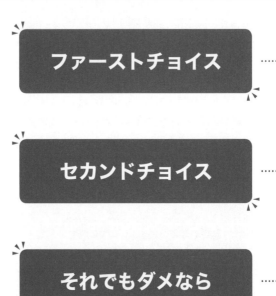

ファーストチョイス ....

セカンドチョイス ....

それでもダメなら ....

………▶ **マグミット** (330 mg) 3 錠分 3
＋プルゼニド 1〜2 錠屯用

………▶ **アミティーザ** (24 μg)2C 分 2 朝夕食後を併用

………▶ **モビコール** 2 包分 1 投与

効果により 2 包ずつ 1〜3 回投与最大 6 包/日まで増量可能．モビコールを溶かした水分は体に吸収されないので飲水量には換算しない．

▶ ひとこと MEMO

　モビコールはポリエチレングリコール（PEG）の浸透圧により腸管内の水分量を増加させ，便中の水分量増加による便の軟化や便容積の増大を引き起こすことで蠕動運動を亢進させ排便を促す薬です．味にやや塩味があることから飲みにくい人には無塩のトマトジュースやグレープフルーツジュースなどに溶かして内服させてみるとよいでしょう．

膀胱腫瘍・出血性膀胱炎
の痛み

内服可能なら ....

静脈投与可能なら ....

どうしても痛みが
取れない時 ....

▶ ひとこと MEMO

　膀胱刺激症状は膀胱腫瘍や出血性膀胱炎の時におこりかな
り不快な症状で強い痛みを伴うことがあります．膀胱腫瘍の
刺激症状はアセリオ＋キシロカインやトラマドールが効果を
認めることが多いです．もちろん併用もします．タリージェ
などの鎮痛補助薬が著効することもあります．

88002-884 JCOPY

········▶ **トラマール**(25 mg) 1 錠屯用で効果があるか確認

効果認めれば定時投与開始.

········▶ **アセリオ** 体重×10~15 mg
＋キシロカイン 100 mg 混注

········▶ **オキファスト** を 0.5 mg/hr で開始

疼痛時は 1 mg 早送りで対応, 症状により投与流量を増減.
用量が安定し, 内服可能ならオキシコンチンの内服に変更
も可.

▶ ひとこと MEMO

　出血性膀胱炎の痛みは血液腫瘍の移植後に見られることが
多いですが, アデノウイルス性の出血性膀胱炎は非常に症状
が強くオキファストまで使用しないと症状のコントロールが
難渋することも多いです.

頻尿・尿閉

頻尿の
ファーストチョイス   ·············

尿閉の
ファーストチョイス   ·············

薬剤性が疑われる   ·············

▶ ひとこと MEMO

　ベシケアは膀胱平滑筋において，ムスカリン M_3 受容体拮抗作用を示すことにより，膀胱の過緊張状態を抑制し，過活動膀胱における尿意切迫感，頻尿および切迫性尿失禁を改善する薬剤．あまり作用としては強くないかもしれませんが幅広く使用されている薬剤です．これでダメなら早めに泌尿器科の先生に相談します．

          88002-884 JCOPY

·········▶ **ベシケア** (5 mg) 1 錠

·········▶ **エブランチル** (15 mg) 1C

·········▶ 上記の薬剤を使用するとともに被疑薬を変更または中止

▶ **ひとこと MEMO**

　エブランチルは前立腺や尿道の α_1 受容体を遮断し，尿道括約筋を弛緩させ前立腺肥大や神経因性膀胱による尿閉を改善する薬．男性女性問わず使用でき，血圧低下の頻度も少ないことから使用しやすい薬剤です．尿閉で膀胱が緊満しているときは導尿が必要となりますが，その際には早めに泌尿器科の先生に相談します．

吃逆

ファーストチョイス ……………

セカンドチョイス ……………

それでもダメなら ……………

▶ ひとこと MEMO

コントミン（クロルプロマジン）は吃逆に唯一適応のある
西洋薬であるため使用しやすいです．フェノチアジン系定型
抗精神病薬であり，強い鎮静作用と催眠作用を持つためふら
つきや血圧低下に注意が必要です．

88002-884 JCOPY

········▶ **コントミン** (25 mg) 1 錠屯用で 4 回/日まで

吃逆の保険適用があるので第一選択.

········▶ **リリカ** (75 mg) 2 錠分 2

神経障害性疼痛の薬剤ですが抗てんかん薬であるため抗けいれん作用を期待します.

········▶ **リボトリール**(0.5 mg)1 錠屯用で 3 回/日まで

眠気に注意が必要なため定期的に使用するなら眠前投与にします.

▶ ひとこと MEMO

　リリカの適応症は神経障害性疼痛と線維筋痛症ですが薬の分類としては抗てんかん薬であるため結構効果があります. リボトリールは BZ 系抗てんかん薬で正式な保険適用症は各種のてんかん治療になりますが, 吃逆の他にもレストレスレッグス症候群, 躁うつ, 不安障害などの精神神経系疾患にも頻用されています.

咳嗽

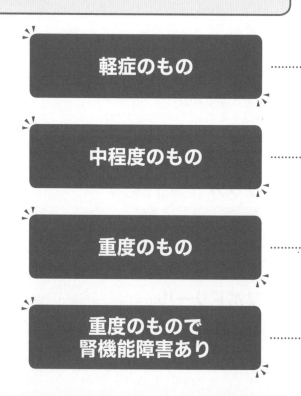

軽症のもの ……………………

中程度のもの ……………………

重度のもの ……………………

重度のもので
腎機能障害あり ……………………

▶ ひとこと MEMO

　メジコンは軽度の咳嗽に頻用される薬剤ですが力価も弱いです．コデインは市販の風邪薬にも含まれている成分で，鎮咳薬としての力価は高く鎮痛薬としてよりも鎮咳薬としての存在感が強い薬剤です．使いすぎると便秘傾向になるので緩下薬やスインプロイク（末梢性オピオイド受容体拮抗薬）の併用が必要となってきます．

88002-884 JCOPY

▶ メジコン (15 mg) 3 錠分 3

本当に軽症のものに使用.

▶ コデインリン酸塩錠 (20 mg)
1 錠頓用で開始

頓用回数により 1 日用量を決めていく.

▶ オプソ (5 mg) 1 包頓用で開始

頓用回数により MS コンチンを定時投与していく.

▶ ナルラピド (1 mg) 1 錠頓用で開始

頓用回数によりナルサスを定時投与していく.

▶ ひとこと MEMO

　MS コンチンやオプソなどのモルヒネ製剤は気道分泌を抑制する作用なども持ち合わせており, 痛みもあり咳嗽も強い場合には少量から併用します. ナルサス (徐放剤) やナルラピド (速放剤) のようなヒドロモルフォン製剤は腎機能障害のある時でも比較的安全に使用できますので使用頻度は増えてきています.

呼吸困難（内服可能な時）

腎機能障害がなければ

....

腎機能障害があれば

....

不安が呼吸困難を
増幅していそうな時

....

▶ ひとこと MEMO

　呼吸困難治療薬としてはモルヒネが緩和医療学会のガイドラインでも推奨されていますが，モルヒネは腎機能障害がある時には蓄積してきて副作用の増強が心配になります．ナルサス（徐放剤）やナルラピド（速放剤）のようなヒドロモルフォン製剤は腎機能障害のある時でも比較的安全に使用できます．

·········▶ **オプソ** (5 mg) 1 包頓用で開始

屯用回数により MS コンチンを定時投与していく.

·········▶ **ナルラピド** (1 mg) 1 錠頓用で開始

屯用回数によりナルサスを定時投与していく.

·········▶ **セルシン** (5 mg) 1 錠内服

▶ ひとこと MEMO

　ヒドロモルフォンが効果不十分な時はモルヒネに変更すると楽になることもあります．ガイドライン上は積極的な推奨ではありませんが，抗不安薬であるセルシンなどを併用することも不安で呼吸困難が増幅されていそうな場合には効果を認めることがあります.

呼吸困難
（内服不可能な時）

> ### 腎機能障害がなければ
> ....

> ### 腎機能障害があれば
> ....

> ### モルヒネ・ナルベインが
> ### 2 mL/hrでも効果不十分
> ....

▶ ひとこと MEMO

　モルヒネ製剤が使用できない時はオキシコドン製剤を代用していたこともありました．ヒドロモルフォン製剤が発売されてからは腎機能障害をモルヒネよりは気にせずに使用できることから以前より早期に低用量から併用することが増えました．静脈ルートがない場合にはアンペック座薬 10 mg の屯用または定時投与で代用します．

88002-884 JCOPY

········▶ **モルヒネ塩酸塩注** を 1 mg/mL に希釈し，
0.5 mL（0.5 mg）/hr で持続投与開始

2 時間以上開けて 0.1 mL/hr ずつ適宜増減・呼吸困難時 1 mL（1 mg）早送りの屯用指示．

········▶ **ナルベイン注** を 0.1 mg/mL に希釈し，
0.5 mL（0.05 mg）/hr で持続投与開始

2 時間以上開けて 0.1 mL/hr ずつ適宜増減・呼吸困難時 1 mL（0.1 mg）早送りの屯用指示．

········▶ **ミダゾラム注** を 1 mg/1 mL に希釈し，
0.3〜0.5 mL/hr で併用開始

2 時間以上開けて 0.1 mL/hr ずつ適宜増減する．

▶ ひとこと MEMO

　モルヒネやナルベインはどこまで増やしてよいのか？　という質問をよくされますが，いずれも上記希釈で 2 mL/hr を目安にしていただき，それ以上必要そうならミダゾラムを併用していくほうがよいかと考えています．オピオイドに BZ 系を併用すると代償的な呼吸量の増加が抑制されることがあるので注意は必要です．

オピオイドによる
呼吸抑制

軽症
（呼吸回数8〜10回/分）

中等症
（呼吸回数5〜7回/分）

重症（呼吸停止〜
呼吸回数4回/分）

▶ ひとこと MEMO

　オピオイドによる呼吸抑制は，至適鎮痛に必要な量の数〜10倍で出現するため，過量投与以外ではほとんど出現しませんが，全身状態の悪化時・腎機能低下・オピオイド大用量投与中に急激なオピオイドスイッチングを行なうと効力比が適正でなければ発現することがあります．

88002-884 JCOPY

········▶ **経過観察または 20〜30％の減量**

やや眠気も出て快適な状態であれば経過観察，不快なら減量します．

········▶ **オピオイド中止**

一旦オピオイドを中止し，必要に応じ酸素投与します，疼痛再出現すれば，50〜60％量で再開しましょう．

········▶ **オピオイドを中止し，気管内挿管の準備下で**
ナロキソン塩酸塩 (0.2 mg) 1 A 静注

呼吸回数が 30 分以上正常化すればナロキソンの持続投与を行ないます．

▶ ひとこと MEMO

オピオイドの特異的拮抗薬であるナロキソン（0.2 mg）1 A 静注しても呼吸回数が不変または呼吸回数増加の持続時間が 30 分以下なら挿管を行ない，併行してオピオイド以外の原因精査を行う．BZ 系薬剤を併用していた場合には拮抗薬であるアネキセート（フルマゼニル）0.5 mg を 0.1 mg ずつ 1 分間隔で投与していきます．

高カルシウム血症

ファーストチョイス   ....

ゾメタの効果が
出るまで   ....

　ゾメタ（ゾレドロン酸）は第三世代のビスホスホネート製剤で，破骨細胞の骨吸収機能を強力に抑制することにより血中カルシウム値を低下させます．ゾメタは効果が出るのに時間がかかるため，エルシトニン（カルシトニン）を併用します．

……▶ ゾメタ
4 mg 1 ボトルを 15 分以上かけて点滴静注 1 週間ごと

ゾメタを急速投与すると急性腎障害の危険性が高くなる.

……▶ エルシトニン注
40 mg＋生食 100 mL を 1〜2 時間で投与×2 回/日

効果が出るまで 5〜10 日投与継続.

▶ ひとこと MEMO

　　高カルシウム血症ではカルシウムの尿中排泄の増加により脱水をきたしやすく，脱水から腎機能が低下し高カルシウム血症がさらに増加します．そのため脱水補正のための輸液療法も上記薬剤投与と並行して行います．通常は生食を 1,000〜2,000 mL/日投与し補正を行います．利尿薬の併用は推奨されていません．

不眠：1（入眠障害）

ファーストチョイス ....

セカンドチョイス ....

それでもダメなら ....

▶ ひとこと MEMO

　入眠障害には超短時間作用型の薬剤が使用されます．超短時間作用型の薬剤の強さは，ハルシオン＞アモバン＞マイスリー（非 BZ 系）＞ルネスタ（非 BZ 系）の順となっていますが，筋弛緩作用が少なく，ある程度効果のあるマイスリーが頻用されています．時々翌日に効果が持ち越してしまう人もいるのでレンドルミンはセカンドチョイスになります．

········▶ **マイスリー** (5 mg) 1 錠　眠前

超短時間作用型で筋弛緩作用と抗不安作用が少なく安全な
薬剤で第一選択薬.

········▶ **レンドルミン** 1 錠　眠前

短時間作用型でマイスリーより中途覚醒しにくい.

········▶ **レスリン** (25 mg) 1〜4 錠　眠前

抗うつ薬のなかで世界的に安全な睡眠薬として使用されて
いる.

▶ ひとこと MEMO

　レスリンは SARI(Serotonin 2 Antagonist and Reuptake
Inhibitor：セトロニン遮断再取り込み阻害薬) と呼ばれる 3
環系抗うつ薬と新しいタイプの抗うつ薬のちょうど間頃に開
発された抗うつ薬です. 効果はマイルドで睡眠を深くする特
徴があるので, 睡眠薬として処方されることが多くなってい
ます.

不眠：2（中途覚醒）

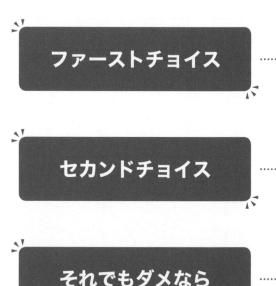

ファーストチョイス

セカンドチョイス

それでもダメなら

▶ ひとこと MEMO

中途覚醒に関しては基本的に入眠障害に使用する薬剤＋ベルソムラを使用します．ベルソムラはオレキシン受容体拮抗薬に分類され，私たちが覚醒状態を保つオレキシンという物質の働きをブロックし，睡眠状態へスイッチを切り替えて自然な眠りを誘うような薬剤です．中途覚醒・熟眠障害に使用されます．

精神症状

▶ **マイスリー** (5 mg) 1錠
  ＋ベルソムラ
  (20 mg：高齢者は 15 mg) 1錠　眠前

▶ **レンドルミン** 1錠
  ＋ベルソムラ
  (20 mg：高齢者は 15 mg) 1錠　眠前

▶ **サイレース** (1 mg) 1錠
  ＋ベルソムラ
  (20 mg：高齢者は 15 mg) 1錠　眠前

▶ ひとこと MEMO

　短時間作用型のレンドルミンは入眠障害にも中途覚醒にも使用できて非常に使用頻度の高い睡眠薬です．しかし中途覚醒をする場合にはベルソムラを併用し，それでもダメなら中時間作用型のサイレースに変更します．

不眠：3（熟眠障害）

ファーストチョイス ……………

セカンドチョイス ……………

それでもダメなら ……………

▶ ひとこと MEMO

　ベルソムラはオレキシン受容体拮抗薬に分類され，私たち
が覚醒状態を保つオレキシンという物質の働きをブロック
し，睡眠状態へスイッチを切り替えて自然な眠りを誘うよう
な薬剤で，中途覚醒・熟眠障害に使用されます．効果に個人
差が大きく，人によっては翌日もボンヤリすることや頻度は
低いですが悪夢を見るといった訴えも聞かれます．

·········▶ **ベルソムラ**
(20 mg：高齢者は 15 mg) 1 錠　眠前

·········▶ **テトラミド** (10 mg) 1 錠
　　or　レスリン (25 mg) 1 錠
　　眠前または夕食後

·········▶ **ジプレキサ** (2.5 mg) 1 錠　眠前

▶ ひとこと MEMO

　眠りの浅い熟眠障害には4環系抗うつ薬であるテトラミドや SARI といわれるレスリンといった鎮静系抗うつ薬が使用されることもあります．どちらも比較的安全に使用できる薬剤ですので使用になれるとよいでしょう．MARTA 系非定型抗精神病薬であるジプレキサも睡眠を深くする作用も期待できます．

不眠：4
（経口摂取不可能）

ファーストチョイス ……………

セカンドチョイス ……………

▶ サイレース
2 mg 1 A＋生食 50〜100 mL を 1 時間で投与

入眠すれば stop，覚醒すれば再開の指示を入れておくと安全.

▶ アタラックス P
（25 mg）1〜2 A＋生食 50〜100 mL を 1 時間で投与

サイレースが強すぎる時などマイルドに効かせたい時に使用.

▶ ひとこと MEMO

アタラックス P は抗ヒスタミン薬であり，サイレースで血圧低下が予想される時などマイルドな睡眠効果を狙う時に使用します．基本的に非常に安全な薬剤ですが，抗ヒスタミン薬はせん妄のリスクファクターになることは頭に置いておきましょう.

不眠：5（せん妄のリスク が高い不眠）

ロゼレム 1 錠夕食後
＋ベルソムラ
（20 mg：高齢者は 15 mg）1 錠眠前

不眠時頓用はテトラミド 10 mg 1 錠 or レスリン（トラゾドン）25 mg 1 錠.

▶ **ひとこと MEMO**

　ロゼレムはメラトニン系に作用し睡眠覚醒リズムを整える薬剤で，せん妄の予防効果も報告されています．ロゼレム自体の睡眠効果出現まで数日から 1 週間程度かかるのですぐに睡眠効果が欲しい時には単独では使用しません．

88002-884 JCOPY

不眠：6
（不安が強い不眠）

レキソタン（セニラン）

（2 mg）1 錠　眠前内服

効果に応じて 2〜5 mg で調整.

▶ ひとこと MEMO

　レキソタンは抗不安作用が強い中時間作用型の BZ 系抗不安薬です．がん患者のなかで不安が強くて寝られない人（結構多い）に著効します．中時間作用型であることと筋弛緩作用もある程度あるのでふらつきには注意が必要です．私的頻用処方の一つです．

悪夢

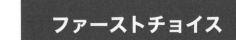

ファーストチョイス ·············

セカンドチョイス ·············

·········▶ **リボトリール** (0.5 mg) 1 錠　眠前内服

効果に応じて 0.5～2 mg で調整.

·········▶ **トリプタノール** (10 mg) 1 錠　眠前内服

効果に応じて 10～25 mg で調整.

▶ ひとこと MEMO

　トリプタノールは 3 環系抗うつ薬で神経障害性疼痛の第一選択薬のひとつにも数えられている薬剤です. 鎮静系抗うつ薬とも呼ばれ, 睡眠状態を改善することにより悪夢に対しても効果を期待できます.

薬剤性錐体外路症状（アカシジア・パーキンソニズム）

不眠・不安・イライラが あったら ....

原因となる薬剤を 使用していたら ....

▶ ひとこと MEMO

　原因となる薬剤の代表的なものはドパミン受容体遮断作用を持つ制吐薬（セレネース，ノバミン，プリンペランなど）や抗うつ薬（トリプタノール，テトラミドなど），抗てんかん薬であるデパケンなどが挙げられる．H₂ブロッカー（ガスターなど）もアカシジアをおこしやすい薬剤として見落とされていることが多い薬剤の一つです．

88002-884 JCOPY

··········▶ **必ずアカシジアを疑ってみる**

疑ってみないとアカシジアはわからない.

··········▶ **原因薬剤の中止**

緩和領域で使用する薬剤は原因薬剤となることが多い.

▶ ひとこと MEMO

　アカシジアは不眠・不安・イライラ, じっとしていられない (静座不能), 下肢のむずむず感を呈することが多いのですが, 不眠・不安・イライラはせん妄と勘違いされてセレネースを投与されてしまうことも多く, さらに増悪して結果としてアカシジアであったと診断されることもあります.

JCOPY 88002-884

せん妄：1
（経口摂取不可・緊急時）

> ### 興奮不穏状態や
> ### 経口摂取不可の時

> ### 上記で効果不十分の時,
> ### 不穏興奮を伴う不眠の時

▶ ひとこと MEMO

　興奮・不穏の強いせん妄状態の時や内服困難な場合は点滴
からセレネースを投与します．セレネースはトータル1日3
A（15 mg）まで使用可能です．アキネトンはせん妄を助長
するため基本は投与しませんが，薬剤性パーキンソン症候群
があれば，アキネトン注をセレネース注と同量で生食の点滴
内に混注します．

▶ セレネース (5 mg)
0.5〜1 A＋生食 50〜100 mL を 30 分〜1 時間で投与

入眠すれば stop，覚醒すれば再開の指示を入れておくと安全．セレネースは多く使用すると嚥下機能が落ちるので誤嚥に注意．

▶ サイレース (2 mg) 0.5〜1 A
＋セレネース (1 mg)
0.5〜1 A＋生食 100 mL を 30 分〜1 時間で投与

入眠すれば stop，覚醒すれば再開の指示を入れておくと安全．ロヒプノール使用の際は呼吸抑制転倒に注意．

▶ ひとこと MEMO

セレネースは QT 延長症候群による不整脈・突然死のリスクがあるため，状況に応じて心電図モニターを装着して監視します．セレネース使用の際にはアカシジア・振戦に注意し，誤嚥のリスクが上がることも頭に置いておきましょう．点滴ルートがない時の興奮の強い不穏・せん妄の時はあまりしたくないですがセレネース 1 A を筋注します．

せん妄：2
（経口摂取可能の時）

ファーストチョイス　　　　　　……

セカンドチョイス　　　　　　……

せん妄が持続する時　　　　　……

▶ ひとこと MEMO

　リスパダールは抗幻覚作用が強いが催眠作用は弱いことが特徴で使用しやすいですが，錐体外路障害も出ることがあるので注意が必要です．セロクエルは抗幻覚作用が中程度で催眠作用は強く，錐体外路症状は出にくく使用しやすいですが，合併症に糖尿病がある場合は禁忌となっています．

88002-884 JCOPY

········▶ リスパダール液・錠
(0.5〜1 mg) 夕方 or 眠前に内服

不穏時・不眠時屯用として1時間以上開ければ追加投与可能ですが定時投与と合わせて3 mg/日までとします.

········▶ セロクエル
(25 mg) 1錠　夕方 or 眠前に内服

不穏時・不眠時屯用として1時間以上開ければ追加投与可能ですが定時投与と合わせて1日4錠までとします.

········▶ ジプレキサ (2.5 mg) 1錠　眠前投与

セロクエルよりも持続時間が長く効果はしっかりしています. ジプレキサの使用を考える段階では精神科の先生に相談したほうがよいでしょう.

▶ ひとこと MEMO

がん患者のせん妄には可逆的な原因（低酸素, 肝性・代謝性脳症, 高カルシウム血症, 腎不全, 薬物・ベンゾジアゼピン中毒, 感染, 発熱, 脱水）をまず検索してその対処をしつつ薬剤によるコントロールを並行して行います. アカシジアも一見せん妄と見間違いやすいのでアカシジアをおこしやすい薬剤の検索も重要です.

持続鎮静

ミダゾラム

(10 mg) 5 A＋生食 40 mL　Total 50 mL（1 mg/mL）を 0.2〜1 mg/hr で開始する

投与方法は持続静脈注射 or 持続皮下注射．以後は鎮静状態に応じて 0.1〜0.2 mL/hr の増減を行い調節する．増減の間隔は 2 時間以上あけるようにする．

▶ ひとこと MEMO

　持続皮下注射を選択する場合は，流量が 1.0 mL/時を超えると安定した吸収が得られないため，流量が 1.0 mL/時を超えないようにミダゾラムの濃度調整を行います．ミダゾラム開始前に要した鎮痛薬は中止せず続行します．

参考文献

1) 日本緩和医療学会 緩和医療ガイドライン作成委員会 編集：がん疼痛の薬物療法に関するガイドライン 2020 年版. 金原出版, 2020

2) 日本ペインクリニック学会 がん性痛に対するインターベンショナル治療ガイドライン作成ワーキンググループ 編集：がん性痛に対するインターベンショナル治療ガイドライン. 真興交易医書出版部, 2014

3) 日本緩和医療学会 ガイドライン統括委員会 編集：がん患者の治療抵抗性の苦痛と鎮静に関する基本的な考え方の手引き 2018 年版. 金原出版, 2018

4) 日本緩和医療学会 緩和医療ガイドライン作成委員会 編集：がん患者の呼吸器症状の緩和に関するガイドライン 2016 年版. 金原出版, 2016

5) 日本緩和医療学会 ガイドライン作成委員会 編集：がん患者の消化器症状の緩和に関するガイドライン 2017 年版. 金原出版, 2017 年

6) 日本緩和医療学会 緩和医療ガイドライン作成委員会 編集：がん患者の泌尿器症状の緩和に関するガイドライン 2016 年版. 金原出版, 2016 年

7) 日本サイコオンコロジー学会 日本がんサポーティブケア学会 編集：がん患者におけるせん妄ガイドライン 2019 年版, 金原出版, 2019

8) 日本ペインクリニック学会 神経障害性疼痛薬物療法ガイドライン改訂版作成ワーキンググループ 編集：神経障害性疼痛薬物療法ガイドライン改訂第 2 版. 真興交易医書出版部, 2011

9) 慢性疼痛治療ガイドライン作成ワーキンググループ 編集：慢性疼痛治療ガイドライン. 真興交易医書出版部, 2018

10) 日本緩和医療学会 編集：専門家をめざす人のための緩和医療学改訂第 2 版. 南江堂, 2019

11) 中根 実 監訳：がんの痛み アセスメント，診断，管理. メ

ディカル・サイエンス・インターナショナル，2013

12）米田俊之 編集：がん骨転移のバイオロジーとマネージメント．
医薬ジャーナル社，2012

13）余宮きのみ：ここが知りたかった緩和ケア改訂第2版．南江
堂，2019

14）村崎光邦 監修，小山司・樋口輝彦 編集：デュロキセチンのす
べて．先端医学社，2014

15）オレキシン受容体拮抗薬の登場と不眠治療のパラダイムシフ
ト．睡眠治療，8（増刊号），2014

16）井上真一郎：せん妄診療実践マニュアル．羊土社，2019

17）日本臨床腫瘍薬学会 監修，遠藤一司・加藤裕芳・松井礼子 編
集：改訂第5版がん化学療法レジメンハンドブック．羊土社，
2017

18）緩和ケアで知っておきたい抗精神病薬と精神疾患．緩和ケア
29（4），青海社，2019

19）"痛み＋せん妄"を何とかする！ 緩和ケア 30（3），青海社，
2020

20）口内炎・味覚障害・口渇をなんとかする．緩和ケア 27（1），
青海社，2017

21）新見正則・棚田大輔：フローチャートいたみ漢方薬．新興医
学出版社，2019

事項索引

88002-884 JCOPY

薬剤名索引

ラ

ワ

本書掲載薬剤　商品名・一般名対照表

商品名	一般名	ページ
英字		
MS コンチン	モルヒネ	22
あ		
アセリオ	アセトアミノフェン	18,119
アタラックス P	ヒドロキシジン	39,141
アブストラル	フェンタニル	22,65
アミティーザ	ルビプロストン	53,56,117
アモバン	ゾピクロン	44
アルダクトン A	スピロノラクトン	109
アロキシ	パロノセトロン塩酸塩	93
アンペック	モルヒネ	22
イメンド	アプレピタント	42,93
エピシル口腔用液	ハイドロゲル	97
エブランチル	ウラピジル	121
エルシトニン	エルカトニン	133
オキシコンチン	オキシコドン	22,65,73,83
オキノーム	オキシコドン	22,65,69,73
オキファスト	オキシコドン	22,119
オプソ	モルヒネ	22,125,127
オリーブオイル	オリーブオイル	55
か		
カイトリル	グラニセトロン	41
ガスター	ファモチジン	146
ガスモチン	モサプリド	38
カロナール	アセトアミノフェン	18,61
キシロカイン	リドカイン	35
グーフィス	エロビキシバット	53,56
グリセオール	グリセリン	113
グリセリン浣腸	グリセリン	55

88002-884 JCOPY

88002-884 JCOPY